Katarina Schickling

# Aber bitte mit Butter

## Das Buch

Unser Verhältnis zum Essen treibt im 21. Jahrhundert absurde Blüten: Das Thema Ernährung hat für immer mehr Menschen den Stellenwert einer Ersatzreligion. Endlose Debatten um richtig oder falsch, Low Carb oder fettfrei, Vollkornkost oder lieber gleich vegan. Genuss steht dabei selten im Vordergrund. Besonders in Verruf geraten sind Weizen und Milch: Weißmehl gilt bei vielen fast schon als giftig, Ersatzprodukte für Milch erobern die Supermarktregale. Und spätestens seit dem Film »Super Size Me« scheint klar: Fast Food ist lebensgefährlich. Dieses Buch entlarvt gängige Ernährungsmythen. Denn viele vermeintliche Fakten sind in Wahrheit durch nichts belegt. Die Autorin, eine renommierte Journalistin, recherchiert die wahren Fakten hinter der Hysterie. Dabei trifft sie wissenschaftliche Experten in ganz Europa, arbeitet eng mit dem Fernsehkoch Tim Mälzer zusammen oder testet im Selbstversuch »Ernährungsprofile« von selbst ernannten Ernährungsberatern im Internet. Eine ebenso spannende wie erhellende Reportage.

## Die Autorin

Katarina Schickling ist Lebensmittelexpertin und Journalistin. Sie hat bereits zahlreiche Filmreportagen zum Thema für ARD und ZDF gedreht. Ihr neues Buch basiert auf ihren jahrelangen Recherchen und versammelt erstmals ihre Erkenntnisse.

Katarina Schickling

# Aber bitte mit Butter

Warum Brot nicht dumm und Fett nicht krank macht

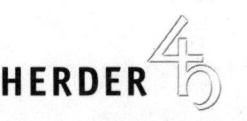

HERDER

FREIBURG · BASEL · WIEN

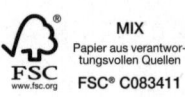

Taschenbuchausgabe 2018

© Verlag Herder GmbH, Freiburg im Breisgau 2016
Alle Rechte vorbehalten
www.herder.de

Umschlaggestaltung: bürosüd° GmbH, München
Umschlagmotiv: © EyeEm/Getty Images

Satz: Carsten Klein
Herstellung: CPI books GmbH, Leck

Printed in Germany

ISBN 978-3-451-03125-0

# Inhalt

# Einleitung

Meine Beschäftigung mit dem Thema gesunde Ernährung begann mit einem Rechercheauftrag: Ich sollte für einen großen deutschen Fernsehsender einen Film über die gesündeste Ernährungsweise machen und dafür nach Lebensmitteln suchen, die etwas Besonderes können: Herzinfarkt verhindern, gegen Krebs vorbeugen, Diabetes vermeiden … Zu diesem Zeitpunkt glaubte ich, im Großen und Ganzen zu wissen, was eine gesunde Ernährung ausmacht. Selbstverständlich musste mein damals neunjähriger Sohn jeden Tag fünf Portionen Obst und Gemüse verdrücken – Anlass zu ständigem Gezeter, weil er grundsätzlich schon mal nichts essen wollte, was grün ist.

Fettarm ist besser als Fett, Vollkornbrot gesünder als Baguette. Salz schmeckt gut, darf aber nur ganz sparsam ans Essen, wegen Bluthochdruckgefahr. Fastfood ist böse, das schien mir spätestens seit dem Doku-Schocker »Supersize me« klar, in dem ein Monat konsequente Burgerkost den Filmemacher mit einem Bein ins Grab gebracht hatte. Und dann, natürlich, noch viel, viel Wasser trinken. Jetzt musste ich nur noch ein paar Super-Lebensmittel finden – Himbeeren gegen Schlaganfall? Broccoli gegen Darmkrebs? –, und meine Geschichte würde stehen. Doch schon zwei, drei Telefonate später waren alle diese Gewissheiten zunichtegemacht. Statt mit einer Liste von heilbringenden Zutaten saß ich mit einer ganz neuen Frage da: Gibt es die gesunde Ernährung womöglich gar nicht?

Unser Verhältnis zum Essen treibt im 21. Jahrhundert seltsame Blüten: Das Thema Ernährung besitzt für viele fast schon den Stellenwert einer Ersatzreligion. Endlose Debatten um richtig oder falsch, Low Carb oder fettfrei, Vollkornkost, vegetarisch oder lieber gleich vegan – Ernährungssünden und -gebote prägen die Diskussion. Genuss steht dabei selten im Vordergrund.

Aber gibt es wirklich gute Gründe, gewisse Lebensmittel zu meiden? Sind unsere Nahrungsmittel heute tatsächlich schlechter als früher? Genmanipuliert? Überzüchtet? Für uns deshalb nicht mehr ohne Reue genießbar? Leben Vegetarier und Veganer womöglich doch gesünder? Ist Fast Food schuld an Volkskrankheiten wie Herzinfarkt, Diabetes oder Krebs? Sind die drei gängigen Dogmen gesunder Ernährung – viel Vollkornprodukte, reichlich Vitamine, wenig Fett – irgendwie wissenschaftlich untermauert?

Dieses Buch entlarvt Ernährungsmythen. Viele vermeintliche Fakten sind durch nichts nachgewiesen – und doch sorgen sich immer mehr Menschen um die gesundheitlichen Folgen ihrer Mahlzeiten und verzichten auf Dinge, die sie eigentlich gerne essen. Weil sie Angst davor haben, sich mit etwas zu schaden, was an sich die einfachste Sache der Welt sein sollte: Nahrungsaufnahme.

Essen sollte etwas mit Lust zu tun haben! Ich wünsche mir, dass die Diskussion über Ernährung weniger von Mythen oder Klischees geprägt wird und mehr von Fakten. Dabei stütze ich mich auf die vielen Gespräche mit Fachleuten, die ich in den vergangenen Jahren führen durfte, und auf belegbare wissenschaftliche Tatsachen. Gerade bei den vielen Studien, die zum Thema Ernährung durch die Medien geistern, lohnt es sich, genauer hinzuschauen: Wer ist der Auftraggeber? Wie aussagekräftig sind die Ergebnisse wirklich? Es zeigt sich oft: Wo man mit Ängsten viel Geld verdienen kann, bleibt die Wahrheit schnell auf der Strecke. Wer Bücher, Zeitschriften und Produkte verkaufen möchte, muss unsere Ängste schüren.

Höchste Zeit also für ein Plädoyer gegen die Hysterie. Für einen vernünftigen Umgang mit Lebensmitteln, vor allem aber gegen die unsinnige, unbegründete und ganz sicher ungesunde Angst vor dem Essen.

# Teil 1: Die Sehnsucht nach ewigem Leben

Haben Sie Kinder? Haben Sie schon einmal versucht, einem Dreijährigen Salat zu verabreichen, wenn am Nachbartisch Pommes frites gegessen werden? Gerade Eltern reiben sich oft auf im Versuch, ihre Kinder möglichst vollwertig zu füttern, gegen den hartnäckigen Widerstand des Nachwuchses. Ein Ringen, das Mahlzeiten in Familien zu Machtkämpfen ausarten lässt. Das dafür sorgt, dass viele Menschen ihr Leben lang Dinge essen, die sie eigentlich gar nicht mögen, aber sie für gesünder halten, gesünder als das, worauf sie eigentlich Lust hätten. Mit schlechtem Gewissen verdrücken wir eine Currywurst, überzeugt, dass wir uns mit jedem Bissen schaden. Wir verkneifen uns das knusprige Croissant mit Marmelade – Weißmehl! Fett!! Zucker!!! – und frühstücken stattdessen tapfer Müsli, weil das doch bestimmt viel besser für unser Wohlbefinden ist. Eine ganze Industrie hat sich darauf spezialisiert, uns sündhaft teure Speziallebensmittel zu verkaufen, die uns angeblich gesünder machen. Dabei ist fast alles, was wir über die richtige Ernährung zu wissen glauben, leicht widerlegbares Halbwissen.

Um zu verstehen, warum unsere zentralen Ernährungsregeln so wenig stichhaltig sind, muss man das Umfeld betrachten, in dem sie entstanden sind. Was bis heute unsere Vorstellung von »gesund« und »ungesund« prägt, sind Thesen aus dem 19. Jahrhundert – aus einer Zeit also, in der etwa Vitamine unbekannt waren, in der es noch als völlig normale Behandlungsmethode galt, kranke Patienten zur Ader zu lassen, in der generell Mediziner und andere Wissenschaftler sehr wenig darüber wussten, wie unser Körper funktioniert und was wir brauchen, um gesund zu bleiben.

Heute kasteien und beschränken wir uns, in der Hoffnung auf ein längeres Leben, bessere Herz-Kreislauf-Gesundheit, um Krebs zu verhindern und Diabetes zu vermeiden, ohne dass gesicherte Erkenntnisse darüber vorliegen, ob uns die viel gepriesene gesunde Ernährung wirklich gesünder macht. Denn der Einfluss unserer Ernährung auf die Gesundheit ist viel geringer, als wir gemeinhin denken.

# 1. Abschied von vertrauten Regeln

An einem grauen Tag im November 2011 verwandelt sich die Studioküche von ARD-Fernsehkoch Tim Mälzer im Hamburger Schanzenviertel in eine Arztpraxis. 50 Männer im Alter zwischen 20 und 40 Jahren lassen sich Blut abnehmen. Sie sind Teil eines außergewöhnlichen Experiments: Unter fachlicher Betreuung des Endokrinologen Professor Peter Nawroth, Leiter der Medizinischen Klinik an der Universität Heidelberg, will Tim Mälzer herausfinden, ob unterschiedliche Ernährungsweisen messbare Folgen für den Gesundheitszustand von uns Menschen haben.

Vier Wochen lang werden die jungen Männer von Tim Mälzer und seinem Küchenteam bekocht werden, und zwar in drei Gruppen. Das Team der Universitätsklinik Heidelberg hat die drei Speisepläne so ausgearbeitet, dass sie sich in Sachen Fett-, Vitamin- und Kohlenhydratgehalt möglichst deutlich unterscheiden.

▶ Die erste Gruppe erhält das, was in unserer Gesellschaft gemeinhin als optimale Ernährung gilt: leichte Mittelmeerküche, vitamin- und ballaststoffreich, mit ungesättigten Fettsäuren aus kalt gepresstem Olivenöl und viel frischem Fisch.

▶ Die zweite Gruppe isst traditionelle deutsche Hausmanns-kost – deutlich fetter, relativ fleischlastig, mit herzhaften Klassikern wie Leberwurst, Rindsrouladen oder Königs-berger Klopsen.

▶ Die dritte Gruppe ernährt sich nach landläufiger Meinung besonders ungesund. Sie bekommt morgens, mittags und abends nichts als Fastfood aufgetischt: Burger, Pommes und Co, noch fetter als die Hausmannskost – und natür-lich komplett vollkornfrei.

Die drei Testgruppen nehmen die gleiche Energiemenge zu sich: In jeder Gruppe kommen pro Tag 2500 Kilokalorien auf den Tisch – etwa das, was ihrem körperlichen Tagesumsatz entspricht. Über die ganze Testzeit dürfen sie nur das essen, was ihnen in Tim Mälzers Studioküche zubereitet wird. Alle Probanden sind gesund und nicht übergewichtig. Derartige Studien werden in aller Regel mit männlichen Testpersonen gemacht: Bei Frauen sind durch den Monatszyklus die Hor-monschwankungen zu groß. Um wissenschaftlich verwertbare Ergebnisse zu erhalten, hätte man in unserem Fall 50 Pro-bandinnen finden müssen, bei denen die Monatsblutung am gleichen Tag beginnt. Die Ergebnisse der Untersuchung gel-ten jedoch für Frauen genauso wie für Männer. Denn der Stoffwechsel beider Geschlechter unterscheidet sich nicht so gravierend.

Im Labor der Heidelberger Universitätsklinik wird das Blut der Teilnehmer fortlaufend untersucht werden. Die Forscher nehmen insbesondere jene Werte unter die Lupe, die als Marker für ein erhöhtes Krankheitsrisiko gelten, etwa für Herzinfarkt, Schlaganfall, Arteriosklerose oder Diabetes, und die selbst in diesem relativ kurzen Zeitraum schon Veränderungen zeigen müssten, wenn denn die Ernährungsweise wirklich für diese Krankheiten verantwortlich wäre. Professor Nawroths These vor Start des Experiments: Trotz der extrem unterschiedlichen Speisepläne wird es am Ende der vierwöchigen Studienphase keinerlei Unterschiede im Blutbild der Probanden geben.

Die Studie ist mittlerweile publiziert.[1] Nawroth hatte Recht. Egal, welche Parameter man betrachtet: Es gibt keine Abweichungen zwischen den Gruppen! Ob Cholesterin, Vitaminspiegel, die Versorgung mit Spurenelementen oder die Marker für ein erhöhtes Herz-Kreislauf-Krankheitsrisiko – die Blutwerte aller Teilnehmer sind gleich geblieben.

Nawroth beschäftigt sich als Chefredakteur einer der führenden Fachzeitschriften für Endokrinologie und Diabetes schon seit vielen Jahren mit den Ursachen für Erkrankungen. Er sieht in den Ergebnissen des Tests einen deutlichen Beleg dafür, dass es nicht die Zusammensetzung unserer Nahrung ist, die uns krank macht, sondern andere Faktoren. Sein Fazit: »Bei gesunden Menschen ist es erst mal wichtig, die Regeln zu lockern. Sie sollten beim Essen kein schlechtes Gewissen haben. Man muss ihnen den Druck nehmen. Sie dürfen essen, was sie wollen, aber alles eben in Maßen genossen. Die Unterschiede im Stoffwechsel zwischen den einzelnen Menschen sind viel größer, als die Unterschiede zwischen einzelnen Kostformen, und die Wirkung von psychosozialem Stress ist ohnehin sehr viel entscheidender als die von Ernährung.«

Entscheidend ist für Nawroth, neben der Menge, eine gewisse Abwechslung: »Ich wette, die Menschen können sich

---

[1] http://www.ncbi.nlm.nih.gov/pmc/articles/PMC4388948/

auch mit etwas vermeintlich Gesundem wie Möhren oder Tomaten umbringen, wenn sie gar nichts anderes mehr essen. Wenn man sich halbwegs abwechslungsreich ernährt und auf die Kalorien achtet, kann man nichts falsch machen.« Mit seinem Ansatz steht er keineswegs allein da. An der Universität Hamburg forscht Professor Ingrid Mühlhäuser. Die Gesundheitswissenschaftlerin und Fachärztin für Innere Medizin und Endokrinologie ist spezialisiert auf die Analyse von Studien. Sie besitzt einen guten Überblick über den Stand der Forschung und bestätigt: »Wenn man alle aussagekräftigen Studien betrachtet, die vorliegen, dann ist klar, dass diese keinen eindeutigen Vorteil zeigen konnten von fettreduzierter, gemüsereicher Ernährung.«

Die Studie von Professor Nawroth und Fernsehkoch Tim Mälzer wurde damals mit der Kamera begleitet. Ich war für Buch und Regie der Fernsehdokumentation über das Ernährungsexperiment zuständig. Nach der Ausstrahlung in der ARD brach ein Sturm los: Niemals zuvor habe ich auf einen Film so viel Zuschauerpost bekommen. Die Zunft der Ökotrophologen lief Sturm gegen die Botschaft, dass es keine gesunde Ernährung gebe. Vollkornapostel und Vitaminfreaks beschimpften mich – ich sei schuld daran, wenn sich nun massenweise Menschen falsch ernährten und so ins Grab essen würden. Auf zahllosen Partys habe ich seitdem immer wieder die gleichen Reaktionen geerntet: ungläubiges Staunen und heftigen Widerspruch. Eben weil die These, dass »gesunde Ernährung« so nicht existiert, alles auf den Kopf stellt, was wir von Kindesbeinen an als unumstößliche Regeln über richtige und falsche Lebensmittel gelernt haben.

## Was wir glauben zu wissen

Ich kann diese Reaktionen verstehen. Ich war ja selbst mein ganzes bisheriges Leben von ganz anderen Wahrheiten ausgegangen. Ich habe zum Beispiel immer schon viel lieber Weißbrot gegessen als Vollkornbrot. Stets mit schlechtem Gewissen – weil Vollkorn doch als viel gesünder galt. Oder der Salat, der in meiner Kindheit fast immer als Beilage auf dem Tisch stand: Geschmeckt hat er mir nicht unbedingt, aber ich habe ihn brav gegessen – weil er doch so gesund ist. Als mein Sohn im Spielplatzalter war, hatten wir natürlich immer Karottensticks und Gurkenscheiben im Gepäck – nicht, dass er die gegessen hätte, es gab ja genug Mütter mit Keksen, denen er etwas abschmeicheln konnte. Und ich habe heimlich stark mit ihm sympathisiert: Ich fand die Kekse als Snack auch leckerer als rohe Karotten. Aber die Angst, dass das Kind womöglich vitaminunterversorgt sein könnte, schwebte über mir und meinen Freundinnen wie eine dunkle Wolke.

Wir alle kennen das Gefühl, mit einer Tüte Chips vor dem Fernseher zu sitzen und sie nur so halb zu genießen – böses Junkfood! Wer Schokolade isst, spricht von »Sünde«. Für Professor Nawroth liegt genau da das Problem: »Der Stress, den Sie empfinden, wenn Sie sich die Tüte Chips versagen, ist langfristig viel schädlicher für Ihre Gesundheit als die Chips selbst. Wenn Sie Lust auf Pommes frites haben, dann spricht nichts dagegen, genauso Eis oder Burger. Schädlich ist immer nur, wenn Sie zu viel davon essen. Und selbst gelegentliche Exzesse verkraftet unser Körper. Festessen gehören dazu, im Laufe des Jahres gleicht sich das wieder aus.«

In der Folge meines ersten Films habe ich sehr intensiv weiterrecherchiert – um meinen Kritikern zu begegnen, aber auch weil ich selbst neugierig geworden war. Immer wieder mündeten diese Recherchen in dieselbe erstaunliche Erkenntnis:

Das, was uns von klein auf als Tatsachen über richtige und falsche Ernährung vermittelt wurde, ist durch nichts belegt. Der einzige Faktor, der sich wirklich messbar auf die Gesundheit auswirkt, ist starkes Übergewicht.

Also alles Unsinn? All die vielen Regeln, die wir brav befolgen – vergeblich? Das schlechte Gewissen beim Naschen – umsonst?

## Was uns wirklich krank macht

Eine Beobachtung aus Tim Mälzers Experiment relativiert diese Erkenntnisse ein bisschen: Wer viel Gemüse ist und auf den Fettgehalt seiner Nahrung achtet, dem fällt es oft leichter, nicht zu viel zu essen. Denn die Testesser aus der Mittelmeergruppe hatten bei gleichem Kaloriengehalt viel größere Portionen auf dem Teller als die Fastfood-Probanden. Das liegt an der höheren Energiedichte von fetter Nahrung. Gleichzeitig machten wir während der 40 Tage aber auch die Erfahrung, dass Sättigung weniger mit der Menge auf dem Teller zu tun hatte und mehr mit der Dauer der Mahlzeit. Wer seinen Hamburger gemütlich am Tisch, im Gespräch mit den anderen Teilnehmern und in gemächlichem Tempo verzehrte, war hinterher genauso satt wie die Testesser, die Pasta mit Tomaten und einen Riesensalat gegessen hatten. Nawroth hat dafür eine Erklärung: »Das Problem von Fastfood hat weniger mit den enthaltenen Nährstoffen zu tun als mit der Kultur, in der man lebt. Menschen essen in Gemeinschaft anders. Deshalb sind soziale Faktoren für Übergewicht oft entscheidend.«

Andere Untersuchungsergebnisse waren wiederum beruhigend: Zum Beispiel schaffte die Fastfood-Gruppe mit ihrer Tagesration aus Pommes frites und Burgern problemlos die Vitaminempfehlungen der Deutschen Gesellschaft für Ernährung. Nur beim Vitamin C lagen sie knapp unter dem empfohlenen Wert.

Eine grundsätzliche Einschränkung gibt es allerdings: Wir reden hier durchgehend von frisch zubereitetem Essen, ohne Zusatzstoffe oder Geschmacksverstärker. Wer die Zutatenliste einer Tütensuppe oder Tiefkühlpizza studiert, stößt auf zahlreiche Bestandteile, die bis vor wenigen Jahrzehnten nicht auf unserem Speiseplan standen. Deshalb gibt es zu wenig belastbare Erkenntnisse darüber, was diese Ingredienzien in unserem Körper auslösen. Einige Forscher vermuten etwa, dass geschmacksverstärkende Substanzen wie Glutamat oder Hefeextrakt die Sättigungsmechanismen im Hirn aushebeln und so mitverantwortlich für Übergewicht sind.[2] Ein Fachmann für Molkereiprodukte erzählte mir, dass er seine Kinder überhaupt nichts essen lasse, das Verdickungsmittel wie Johannisbrotkernmehl, Guakernmehl oder Carragen enthalte, weil die seiner Erfahrung nach der Verdauung schadeten.

Vielleicht ist deshalb hier die einfache Regel ratsam: Nichts essen, in dem Zutaten verarbeitet wurden, die unsere Großmütter noch nicht kannten.

Für mich waren die Erkenntnisse in Sachen gesunder Ernährung ungeheuer entspannend. Als Erstes entlasteten sie mein Familienleben. Wie die meisten Kinder war auch mein Sohn kein großer Fan von Salat und Gemüse. Die Diskussionen bei Tisch, was unbedingt gegessen werden muss, hörten schlagartig auf, nachdem mir klar geworden war, dass ich keine Angst vor Mangelernährung haben musste. Seitdem isst an meinem

---

[2] M. Hermanussen et al: Obesity, voracity and short stature. The impact of glutamate on the regulation of appetite, *European Journal of Clinical Nutrition*, 2006/60, S. 25–31.

Tisch jeder das, worauf er Lust hat. Ich habe aufgehört, mit mir zu hadern, wenn ich lieber zum Baguette mit Salami als zu Vollkornbrot mit Kräuterquark greife. Selbst eine Tüte Chips mit einem Becher Sauerrahm kann ganz in Ordnung sein, wenn es zuvor nicht schon einen Teller Nudeln gab – knapp 800 Kilokalorien, das ist als Mahlzeit im grünen Bereich. Ein Burgermenü mit Ketchup im Fastfood-Laden liegt bei 875 Kilokalorien – wenn das die Hauptmahlzeit ist, ist sogar noch ein Eis zum Nachtisch drin.

## Küche statt Kirche: Gesunde Ernährung als Ersatzreligion

Bei meinen Recherchen bemerkte ich: Immer, wenn es um richtige oder falsche Ernährung ging, verwendeten viele Menschen ein Vokabular, das eigentlich besser in die Kirche als in die Küche passt. Da war viel von »Glauben« die Rede. Wer von unserer Kamera mit Sahnejoghurt im Einkaufswagen erwischt wurde, sprach verschämt von »Sünde«. Die Beschäftigung mit Ernährung, das Verdammen bestimmter Bestandteile, die Systematik, mit der wir »gut« und »böse« bei Nahrung definieren – all das weist deutlich daraufhin, dass Ernährung fast schon einen religiösen Charakter hat.

Die Ernährungssoziologin Professor Christine Brombach von der Zürcher Hochschule für angewandte Wissenschaften erklärt, warum wir so gerne glauben wollen, dass uns die richtige Ernährung vor Übel bewahren kann: »Die Ernährung übernimmt heute die Funktion einer Ersatzreligion. Die Beschäftigung mit dem Essen – woher kommt das, wie wird das verwendet, wer isst das und vor allem was bedeutet das für mich, meinen Körper, für die Umwelt? – das schafft mir Sinnhaftigkeit. Das gibt mir ein Ziel. Das besetzt sehr viel meines Alltages, meines Handelns und schafft damit für mich eine Ausrichtung in meinem Leben.«

Viele der Rituale, die zum gesunden Ernähren gehören, finden sich auch in Religionen. Das beginnt mit Nahrungsvorschriften – die Christen essen freitags kein Fleisch, Muslime niemals Schweinefleisch. Die koschere Küche der Juden verbietet Milch und Fleisch in einem Gericht, Hindus dürfen keine Kühe verzehren. Und in beinahe allen Religionen gehört das Fasten zu bestimmten Feiertagen.

Neu ist, dass all das in einen gesundheitlichen Kontext gestellt wird. Das Heil, das der folgsame Jünger zu erwarten hat, besteht nicht mehr in einem besseren Leben im Jenseits oder im Wohlwollen eines Gottes, sondern in einem längeren Leben hier und jetzt. Wer sich gesund ernährt, lebt länger. Wer sich »entgiftet«, zahlt auf sein Gesundheitskonto ein. Leider macht uns genau dieser Glaube zu dankbaren Opfern von Gurus und Geschäftemachern aller Art. In einer Zeit, in der sich immer mehr Menschen bei uns von den Kirchen abwenden – 2013 bezeichneten sich schon 34 Prozent aller Deutschen als konfessionslos –, besetzt das Thema »gesunde Ernährung« gewissermaßen frei gewordene Kapazitäten in Sachen Glaube. Nun ist gegen einen gefestigten Glauben nichts zu sagen. Wer fastet, weil er sich davon spirituelle Erlebnisse erhofft, tut das gewiss mit Gewinn. Schwierig wird es dann, wenn Glaube und wissenschaftlich haltbare Erkenntnisse verwechselt werden.

## 2. Der Mythos von der gesunden Ernährung

Wer wissen will, wie es um die Haltung der Deutschen, Österreicher und Schweizer in Sachen Ernährung steht, muss nur einen Ausflug in den Supermarkt um die Ecke machen:

In den Regalen und Kühltheken dort wimmelt es von Produkten, die irgendwie suggerieren, besonders gesund zu sein. »Frei von« ist zum schlagenden Verkaufsargument geworden. Selbst Lebensmittel, die von Natur aus nie Gluten oder Laktose enthalten – Wurst zum Beispiel –, verkaufen sich offenbar besser, wenn diese Tatsache angepriesen wird. Woher kommt diese Fixierung auf den gesundheitlichen Nutzen von Ernährung?

Denn eigentlich leben wir, was Ernährung angeht, in einer beneidenswerten Zeit: Uns steht eine Warenvielfalt zur Verfügung, von der unsere Vorfahren nur träumen konnten. Gleichzeitig war nie zuvor in der Menschheitsgeschichte die Qualität unserer Lebensmittel so hoch, dank moderner Hygienestandards in der Landwirtschaft und der Industrie. Salmonellen, Schimmel, Mutterkorn, Trichinen – jahrhundertelang waren dies die unmittelbar gesundheitsbedrohlichen Risikofaktoren in der Nahrung. Heute spielen sie kaum noch eine Rolle.

Trotzdem glauben viele Deutsche fest daran, dass unser Essen gefährlich ist. Dass sie Beratungsbedarf haben. Und sie glauben an die segensreiche Wirkung von neuartigem High-Tech-Food, das vermeintliche Krankmacher durch andere Zutaten ersetzt. Diese Angst mündet inzwischen sogar in ein eigenes Störungsbild: Forscher vom Institut für experimentelle Psychologie der Universität Düsseldorf vermuten, dass ein bis zwei Prozent der Bevölkerung in Deutschland an Orthorexie leiden, einer krankhaften Angst davor, ungesunde Nahrung zu sich zu nehmen.[3] Nach einer repräsentativen Umfrage von Spiegel Online aus dem Jahr 2014 vermieden damals schon 23 Prozent der Deutschen bestimmte Zutaten

---

[3] Friederike Barthels & Reinhard Pietrowsky: Orthorektisches Ernährungsverhalten – Nosologie und Prävalenz, *Psychotherapie Psychosomatik Medizinische Therapie*, 2012/62 (12), S. 445–449.

wie Weizen oder Milch, obwohl nur ein kleiner Teil dieser Betroffenen tatsächlich an einer ärztlich diagnostizierte Allergie oder Unverträglichkeit litt.[4]

Professor Andreas Fritsche betreibt am Lehrstuhl für Ernährungsmedizin und Prävention der Universitätsklinik Tübingen Grundlagenforschung zu den Ursachen von krankhafter Fettleibigkeit. Der Internist und Diabetologe hat in vielen Studien untersucht, was im Hirn passiert, wenn Menschen essen. Sein Fazit: »Es ist eindeutig nicht von der Natur vorgesehen, dass wir Menschen ständig über unsere Nahrung nachdenken. Dieser Ernährungsstress ist schädlich. Wenn ich gesund bin, dann komme ich mit jeglicher Nahrung gut klar. Unser Körper ist gut eingerichtet für unterschiedliche Ernährungsweisen.«

## Der Mensch: ein Überlebenskünstler!

Für die These, dass es die richtige oder gar explizit gesündere Ernährung gar nicht gibt, spricht eine offenkundige Tatsache: die weltweite Verbreitung der Spezies Mensch. Es gibt nur wenige Arten unter den Lebewesen, die wie wir nicht auf einen streng definierten Lebensraum angewiesen sind. Meist wird die Verbreitung einer Art durch die Verfügbarkeit einer bestimmten Nahrung begrenzt. Pandabären etwa überleben nur dort, wo sie 10 bis 40 Kilogramm Bambus pro Tag fressen können. Koalabären ernähren sich fast ausschließlich von Blättern, Rinde und Früchten ganz bestimmter Eukalyptusarten und sind dadurch in ihrer Verbreitung höchst limitiert.

---

[4] http://www.spiegel.de/gesundheit/ernaehrung/gluten-laktose-histamin-23-prozent-klagen-ueber-unvertraeglichkeiten-a-975015.html

Bei uns Menschen ist das anders. Seit Jahrtausenden bevölkern wir den gesamten Planeten Erde, überleben in der Wüste und am Polarkreis, in Waldgebieten und im Hochgebirge, in Steppen und auf meerumtosten Inseln. Immer mit jener Kost, die die Natur dort bereithält – Japaner essen überwiegend Fisch, in großen Teilen Afrikas ist Getreidebrei die Ernährungsgrundlage, in Asien kommt vorrangig Reis auf den Tisch. Wir Menschen sind deshalb eine so erfolgreiche Spezies, weil unser Stoffwechsel praktisch jede Art von Nahrung verwerten kann. So sind etwa die Spanier, die nie Vollkornprodukte essen und ihre Gerichte in Öl ertränken, genauso gesund wie wir Deutschen, die panisch weißes Mehl meiden und mit fettreduzierter Margarine kochen.

Professor Peter Nawroth von der Universitätsklinik in Heidelberg geht noch einen Schritt weiter: »Der Begriff gesundes Essen setzt ja voraus, dass man sich dadurch nutzen kann, und das ist nicht belegt. Dass man weniger Schlaganfälle oder Herzinfarkte bekommt, weil man das Richtige isst, gehört in den Bereich des Glaubens und ist nicht belegt durch harte wissenschaftliche Daten. Ein Schokoriegel ist erst mal nicht ungesund. Die Kalorienzahl der Schokolade ist Teil dessen, was ich im Laufe einer Woche esse. Gegen Schokolade oder andere Süßigkeiten ist nichts zu sagen, so lange die Gesamtmenge stimmt.«

Viele Menschen unterliegen aus Nawroths Sicht einem entscheidenden Denkfehler: »Man darf sich unseren Körper nicht als Konto vorstellen, auf das ich einzahlen kann. Gesünder als gesund gibt es nicht. Wenn es mir gut geht, kann ich meinen Zustand nicht durch bestimmte Kostformen gewissermaßen auf Vorrat verbessern.«

# Ein Ausflug in unsere Ernährungsgeschichte

Um zu verstehen, wie die Frage nach dem gesundheitlichen Nutzen bestimmter Lebensmittel einen so enormen Stellenwert bekommen konnte, lohnt es sich zu betrachten, welchen Zugang zum Thema Ernährung und Lebensmittelherstellung wir früher hatten. Während des größten Teils der Menschheitsgeschichte war das beherrschende Problem in Sachen Ernährung die Sorge, überhaupt genug zu essen zu bekommen. Der Kulturanthropologe Professor Gunther Hirschfelder nennt als Zeitpunkt, zu dem sich zumindest in Mitteleuropa der Traum der Menschen, satt zu werden, endlich erfüllt, den Beginn des industriellen Zeitalters.[5] Jahrhundertelang hatten Missernten und Hungersnöte das Überleben gefährdet und den Umgang mit Nahrung geprägt. Jetzt sorgen die Intensivierung und Rationalisierung der Landwirtschaft und der Einsatz von Dünger und modernen Gerätschaften dafür, dass diese Phänomene zu Ausnahmeerscheinungen werden.

Hinzu kommt heute eine Entfremdung der Menschen vom Prozess der Lebensmittelerzeugung. In den agrarisch geprägten Gesellschaften des vorindustriellen Zeitalters verstehen die Menschen viel davon, wie ihre Nahrung entsteht – den größten Teil produzieren sie schließlich selbst. Dieses Wissen bleibt über die industrielle Revolution hinweg zunächst noch erhalten, denn auch wer nicht mehr seinen Lebensunterhalt als Landwirt bestreitet, baut meist etwas Gemüse und Obst für den Eigenbedarf an. In den Bergarbeitersiedlungen des Ruhrgebiets sind Hühner- und Kaninchenställe als Lieferanten für den Sonntagsbraten Standard. Wer in den 1950er Jahren in Deutschland auf dem Land aufwächst, kann

---

[5] Gunther Hirschfelder: Europäische Esskultur. Eine Geschichte der Ernährung von der Steinzeit bis heute, Frankfurt am Main 2001, S. 169.

von Schlachttagen erzählen, bei denen das ganze Dorf das Schwein des Nachbarn gemeinschaftlich verwurstete.

Diese kollektive Expertise ist uns inzwischen verloren gegangen. Lebensmittel sind Konsumgüter, die wir abgepackt in Supermärkten kaufen. Wie genau diese Lebensmittel hergestellt werden, ist uns nicht wirklich klar. Gleichzeitig war das Angebot an verschiedensten Nahrungsmitteln noch nie so groß wie heute. Professor Christine Brombach lehrt an der Züricher Hochschule für angewandte Wissenschaften das relativ neue Fach der Ernährungssoziologie. Für sie ist die Angst vor ungesunder Ernährung eine Folge dieser Kombination aus Vielfalt und Entfremdung. »Wir treffen am Tag rund 240 Entscheidungen, die nur mit Essen zu tun haben«, stellt Brombach fest. »Esse ich dieses, esse ich jenes nicht? Esse ich davon viel, esse ich davon wenig? 240 Entscheidungen, die ich gar nicht rational treffen kann. Das läuft deshalb emotional ab. Gleichzeitig sind wir darauf angewiesen, dass die Lebensmittel für uns am Markt erhältlich sind. Und wir können Produktion und Verarbeitung der Lebensmittel kaum mehr nachvollziehen. Diese Vielfalt schafft Unsicherheiten, und deshalb brauche ich einfache Regeln, um mich zu entscheiden.«

Hinzu kommen die vielen Lebensmittelskandale der vergangenen Jahre. Rindfleisch soll die Creutzfeldt-Jakob-Krankheit auslösen, Hühnerfleisch mit Antibiotika belastet und Schweinefleisch hormonverseucht sein. Unsere Milchkühe fressen genmanipuliertes Soja, Eier enthalten Salmonellen. Kein Wunder, dass sich in unserem Bewusstsein die Furcht festgesetzt hat, uns beim Essen zu schaden. Tagtäglich lesen wir zudem, dass die sogenannten Zivilisationskrankheiten – Herzinfarkt, Schlaganfall, Diabetes, Krebs – auf dem Vormarsch seien und dass diese Tatsache irgendetwas zu tun haben müsse mit unserer Art der Ernährung. Aber ist unser Essen tatsächlich so gesundheitsgefährdend?

Betrachtet man Statistiken zur Entwicklung der Lebenserwartung in Europa in den vergangenen Jahrhunderten, spricht viel dafür, dass dem nicht so ist. Denn die ist rasant gestiegen: Im Jahr 2015 betrug die durchschnittliche Lebenserwartung eines in Deutschland geborenen Jungen 77 Jahre und 9 Monate, bei einem Mädchen waren es sogar 82 Jahre und 10 Monate. Damit werden wir heute im Schnitt etwa 40 Jahre älter als noch 1840! Dieser Trend hat sich in den Jahren seit 2004 sogar noch verstärkt.[6]

Dass wir häufiger an bestimmten Krankheiten sterben, liegt also vor allem daran, dass wir überhaupt alt genug werden, um daran zu erkranken. Und wir werden auch deshalb so viel älter als vor 200 Jahren, weil wir, zumindest in den Industrieländern, neben besserer medizinischer Versorgung und Hygiene genug zu essen haben.

## Der Beginn der Vollwertdiskussion

Viele der Regeln, die bis heute die Wahrnehmung von gesunder Ernährung bestimmen, gehen zurück auf die Lebensreformbewegung des 19. Jahrhunderts. Mit der industriellen Revolution ändert sich damals das Lebensumfeld vieler Menschen radikal: Fabriken, Eisenbahnen, die Enge in den Städten – vor allem Menschen mit Bildungsmöglichkeiten und finanzieller Freiheit beginnen, sich nach einem Gegenentwurf zur modernen Welt zu sehnen. Inspiriert von der »Zurück zur Natur«-Philosophie des französischen Aufklärers Jean-Jacques Rousseau entsteht so die Lebensreformbewegung.

---

[6] Statistisches Bundesamt, Human Mortality Database.

Diese Bewegung erfasst die verschiedensten Lebensbereiche: In ländlichen Idyllen fernab der großen Städte, wie etwa auf dem Monte Verità am Lago Maggiore, frönen Bildungsbürger der Freikörperkultur, fordern Frauenkleidung ohne Korsett, entwickeln heilende Wasseranwendungen wie die Kneipp-Kur, erklären Antialkoholismus und Vegetarismus zum einzig wahren Weg zum gesunden Körper.

Es gibt zu dieser Zeit gute Gründe, die Ernährungsweise einer kritischen Bestandsaufnahme zu unterziehen: Mit der Industrialisierung werden zum ersten Mal Fertigprodukte verfügbar. Der Einsatz neuer technischer Verfahren und chemischer Zusätze, die Erfindung der luftdicht schließenden Konservendose, Fortschritte in der Kältetechnik – das Lebensmittelangebot verändert sich massiv. Zwischen 1850 und 1900 verzehnfacht sich der Zuckerkonsum pro Person und Jahr im Deutschen Reich. Der jährliche Fleischverbrauch steigt um 120 Prozent. Margarine als billiger Butterersatz und Fertigprodukte wie Brühwürfel werden zu wesentlichen Bestandteilen der täglichen Kost. Die Erfindung des Backpulvers 1891 revolutioniert die Bäckerei.[7]

Am Ende des 19. Jahrhunderts schlägt die Geburtsstunde einer Ideologie, die die richtige Ernährung zum essentiellen Bestandteil auf der Suche nach Glück und langem Leben erhebt. Und schon damals verstehen es ihre Propheten, die Botschaft von der richtigen Ernährung mit einem Geschäftsmodell zu verbinden. Fast immer gibt es die passende Kurklinik zur Theorie, wo Anhänger lernen, wie sie sich gesünder essen können.

Der Apotheker Theodor Hahn etwa propagiert in seiner Wasserheilanstalt in Mörschwil im Schweizer Kanton St. Gal-

---

[7] Judith Baumgartner: Ernährungsreform. In: Kerbs, D./Reulecke, J. (Hg.): Handbuch der deutschen Reformbewegungen 1880–1933, Wuppertal 1998, S. 117.

len eine vegetarische Ernährung als den besten Weg zu einem gesünderen Menschsein. Er deklariert 1859 Vollkornprodukte, Milch, rohes Gemüse und Obst als optimale Lebensmittel und wird damit zu einem der Väter jener Ernährungsgrundsätze, die noch heute die Basis der Empfehlungen etwa der Deutschen Gesellschaft für Ernährung sind.[8]

Der Schweizer Arzt Maximilian Oskar Bircher-Benner, Namensgeber des populären Bircher-Müslis, veröffentlicht 1903 sein Buch »Grundzüge der Ernährungstherapie aufgrund der Energetik« – eine Streitschrift gegen Weißmehl, Zucker und Konserven und für Rohkost und vegetarische Nahrung.[9] Bircher-Benner war überzeugt davon, dass die in der Nahrung gespeicherte Sonnenenergie verantwortlich für die Qualität von Nahrungsmitteln sei. Kochen, Braten und Backen würde diesen Sonnenlichtwert verringern, deshalb sei Rohkost grundsätzlich wertvoller.[10] Und natürlich betreibt auch er eine Kurklinik, die seinen Nachkommen noch jahrzehntelang ein Auskommen sicherte.

Der Kern dieser Ideen ist wohlgemerkt rein philosophisch und ohne empirischen Beleg: Wissenschaftliche Erkenntnisse über den tatsächlichen gesundheitlichen Nutzen von bestimmten Lebensmitteln oder Ernährungsweisen gibt es damals nicht. Die »natürliche« Lebensweise, wie sie sich die Anhänger der Lebensreformbewegung damals vorstellen, idealisiert vielmehr die Lebensumstände von Bauern und Naturvölkern.

---

[8] Theodor Hahn: Die Naturgemäße Diät – die Diät der Zukunft. Nach Erfahrung und Wissenschaft aller Zeiten und Völker zusammengestellt, Cöthen 1859.

[9] Maximilian Oskar Bircher-Benner: Grundzüge der Ernährungstherapie auf Grund der Energiespannung der Nahrung, Berlin 1903.

[10] Anja Dostert: Die verrückte Geschichte der Diät. Schlankheitswahn und Schönheitskult. 2013, S. 53.

Dabei lauerte die größte Gefahr zu jener Zeit vor allem in mangelnder Hygiene: Oft waren Lebensmittel verunreinigt, durch Staub, Insekten und Schimmelpilze, oder gar kontaminiert, mit Erregern von Botulismus, Typhus, Trichinose oder Tuberkulose.[11] Manche Beobachtungen der Vollkornpioniere gründeten auf Irrtümern: Der Erfinder des Grahambrotes etwa, der amerikanische Prediger Sylvester Graham, war überzeugt davon, dass sein festes dunkles Brot aus geschrotetem Mehl gesünder sei als Weißbrot. Tatsächlich aber beruhte die bessere Bekömmlichkeit wohl darauf, dass beim Backen von Weißbrot damals der Einsatz von Bleichmitteln üblich war, die giftig waren und in der EU heute verboten sind. Dem Brotpionier Graham ging es übrigens bei seinem Feldzug für eine gesündere Lebensweise vordringlich um Moralfragen: Er hielt eine vegetarische Ernährung und sein Brot vor allem deshalb für so wichtig, um die Libido zu dämpfen und sexuelle Exzesse zu verhindern.[12]

Wenig erstaunlich: Die Lebensreformbewegung war ein typisches Phänomen des wohlhabenden städtischen Bürgertums. Eine Bauern- oder Arbeiterfamilie war froh, überhaupt alle Münder gestopft zu bekommen. Wer ums Überleben rang, konnte sich den Luxus solcher Ideologien kaum leisten.

## Vollkorn für den Endsieg

Der Begriff »Vollwertkost« selbst entsteht in den 1930er Jahren und geht auf den deutschen Arzt Werner Kollath zurück. Der Mediziner lehrt ab 1935 Hygiene und Bakteriologie an

---

[11] Detlef Briesen: Das gesunde Leben. Ernährung und Gesundheit seit dem 18. Jahrhundert, Frankfurt am Main 2010, S. 100.

[12] Dostert, a.a.O., S. 34.

der Universität Rostock und macht sich damals mit Vorlesungen zur »Rassenhygiene« einen Namen. In seinem Hauptwerk »Die Ordnung unserer Nahrung«[13] bezeichnete er die von ihm so bezeichnete »Zivilisationskost« als minderwertige »Halbnahrung«, während unverarbeitete Produkte »vollwertig« seien.

Im April 1934 zirkulieren in Berliner Regierungsstellen 50 Exemplare eines streng geheimen »Kriegsernährungsplanes«, der das Szenario eines Kriegs ab 1. Oktober 1938 durchspielt. Dieser Krieg habe unbekannte Dauer, und weil ausländische Nahrungs- und Futtermittel fortan nicht mehr verfügbar sein würden, müssten Reserven gebildet werden. Die Planungen der NS-Behörden kreisen insbesondere um die Frage der Vitaminversorgung.[14] Der Historiker Heiko Stoff hat sich für seine Habilitation ausführlich mit dem Zusammenhang zwischen Ideologie und Ernährungsregeln befasst. In einem Interview mit dem Magazin Der Spiegel berichtet er: »Die Nationalsozialisten waren überzeugt davon, dass der Erste Weltkrieg auch deshalb verloren wurde, weil die Bevölkerung durch Mangelernährung geschwächt war. Ein zweites Mal sollte das nicht passieren.«[15]

Das Thema Vollkorn wird, neben den Vitaminen, zu einem weiteren wichtigen Baustein nationalsozialistischer Autarkiepolitik: Der Mediziner Franz Wirz, als Reichshauptstellenleiter im Hauptamt für Volksgesundheit zuständig für die nationalsozialistische Ernährungsplanung, hält die »Vollkornbrotfrage« für einen entscheidenden Faktor, um die Wehrfähigkeit des deutschen Volkes sicherzustellen. Die Herstellung von Weißmehl sei eine Verkünstelung, wodurch man sich zu weit vom

---

[13] Werner Kollath: Die Ordnung unserer Nahrung. Grundlagen einer dauerhaften Ernährungslehre, Stuttgart 1942.

[14] Heiko Stoff: Wirkstoffe. Eine Wissenschaftsgeschichte der Hormone, Vitamine und Enzyme, 1920–1970, Stuttgart 2012, S. 257.

[15] Vitaminschub für den Volkskörper. In: Der Spiegel, 19.01.2012.

Naturprodukt entfernt habe.[16] Ab 1939 gibt es sogar einen Reichsvollkornbrotausschuss mit 45 Dienststellen, den Wirz leitet. Mit großem Aufwand wird die Botschaft von der segensreichen Wirkung des vollen Korns unters Volk gebracht: mit Backkursen, Filmen, Vollkornpoststempeln und einem eigenen Vollkornwerbetag.[17]

Auch hier beruhen die Ernährungsempfehlungen nicht auf wissenschaftlichen Erkenntnissen über Ernährung und Gesundheit. Viel wichtiger ist die Tatsache, dass Getreide ergiebiger genutzt werden kann, wenn das ganze Korn zu Mehl vermahlen wird – was sonst als Abfall entsorgt worden wäre, trägt stattdessen zur Volksernährung bei, ein wichtiger Punkt im Zuge der Kriegsvorbereitungen.

Vor dem gleichen Hintergrund entsteht die »Reichsarbeitsgemeinschaft Ernährung aus dem Wald«. Um die Unabhängigkeit Deutschlands von Nahrungsmittelimporten zu sichern, werden »billige und gesunde Nahrungsmittel aus dem Wald« empfohlen: »Wildgemüse, Wildsalate, Tee, Wildfrüchte und Würzkräuter«.[18] Nach Kriegsausbruch sorgt Reichsgesundheitsführer Leonardo Conti dafür, dass wild wachsende Hagebutten vollständig erfasst wurden. Die Reichsarbeitsgemeinschaft für Volksernährung startet eine eigene Kampagne – »Hausfrau, verwerte die Hagebutte« –, um die Vitamin-C-Versorgung auch ohne importierte Zitrusfrüchte sicherzustellen. Frauen werden dazu angehalten, an Wegesrändern nach ungenutzten Wildrosensträuchern zu suchen – nicht eine der vitaminreichen Früchte darf verloren gehen.[19]

---

[16] Jörg Melzer: Vollwerternährung. Diätetik, Naturheilkunde, Nationalsozialismus, sozialer Anspruch, Stuttgart 2003, S. 185.

[17] Ebenda, S. 206

[18] Ferdinand Frauenknecht: Billige und gesunde Nahrungsmittel aus dem Wald. Dresden 1939, S. 7.

[19] Stoff, a.a.O., S. 261.

Die ideologisch geprägten Ernährungsbotschaften, propagandistisch verbreitet im Sinne des Endsiegs, wirken weit über den Zusammenbruch des »Dritten Reiches« hinaus. Seither ist die Panik, womöglich nicht genug Vitamine abzubekommen, fest in unseren Köpfen verankert.

## Der Kult ums gesunde Essen

Mit dem Ende des Zweiten Weltkrieges rückt die Frage der optimalen Ernährung erst einmal wieder in den Hintergrund, denn in den Ruinen des besiegten Deutschlands geht es um das nackte Überleben. Die Hungererfahrung der ersten Nachkriegsjahre führt mit Beginn des Wirtschaftswunders zu drastischen Konsequenzen: Die Fresswelle gehört zu den frühen Jahren der Bundesrepublik wie Nierentisch und Petticoat. Meine Großmutter bestrich das Brathähnchen im Zweifel noch mit Sahne, einfach weil es genug davon gab. Das »Wir sind wieder wer«-Gefühl spielt sich zu großen Teilen auf dem Esstisch ab. Und je dicker wir Wirtschaftswunderdeutschen damals werden, umso dringlicher scheint es, über die schädlichen Folgen der Völlerei nachzudenken.

Dabei herrscht eine erstaunliche Kontinuität: Schon 1948 bringt der ehemalige NS-Vollkornpropagandist Werner Kollath sein Lehrbuch zur Vollwertkost neu heraus: »Rassehygiene« heißt nun »Sozialhygiene«, Goebbels wird durch Goethe ersetzt, die nicht mehr zeitgemäßen Passagen über Hitler, Auslese und Zwangssterilisation fallen einfach weg.[20] Franz Wirz, der für die Nationalsozialisten die Vollkornfrage auf höchster Ebene durchgefochten hatte, gehört zum ersten Vor-

---

[20] Melzer, a.a.O., S. 271.

stand der Deutschen Gesellschaft für Ernährung. Zahlreiche Funktionäre des NS-Reichsnährstandes prägen die Diskussion über richtig und falsch in Ernährungsfragen in der jungen Bundesrepublik Deutschland, ohne dass je hinterfragt wird, auf welcher Grundlage ihre Ernährungsempfehlungen einst entwickelt wurden.

So gehen schließlich Thesen von zivilisationsmüden Bildungsbürgern des 19. Jahrhunderts und von rassistisch geprägten Ideologen des Nationalsozialismus in unser Allgemeinwissen ein, ohne dass je mit aussagekräftigen wissenschaftlichen Studien nachgewiesen worden wäre, ob diese Regeln tatsächlich einen nennenswerten Nutzen für die Gesundheit bieten.

Wobei: Es gibt mittlerweile natürlich, anders als im 19. Jahrhundert oder zur Zeit des Nationalsozialismus, eine ganze Reihe von Studien, die vermeintlich wissenschaftlich unterfüttern, was sich die Vollwertvordenker einst ausgedacht hatten. Ein Heer von Forschern investiert große Summen bei der Erforschung einzelner Lebensmittel. Woran sich erkennen lässt, wie aussagekräftig diese Studien tatsächlich sind, darum wird es im nächsten Kapitel gehen.

# 3. Der Schwindel mit den Studien

Im Herbst 2015 sorgt die Weltgesundheitsorganisation WHO für dramatische Schlagzeilen: Jede 50-Gramm-Portion verarbeitetes rotes Fleisch erhöhe auf lange Sicht das Darmkrebsrisiko der Wurstesser um 18 Prozent. Das berichtete die zur WHO gehörende internationale Forschungsagentur IARC. 50 Gramm – das entspricht etwa zweieinhalb Scheiben Schinken oder Salami. Deutsche Kulturgüter wie Rostbratwürste oder Landjäger befinden sich damit plötzlich in der gleichen Kategorie wie Plutonium oder Asbest, nämlich »Klasse 1: für Menschen krebserregend«.[21] Ein Paukenschlag! Wurst, das neue Rauchen? Der durchschnittliche Deutsche hat laut Bundesverband der deutschen Fleischwarenindustrie 2014 fast 30 Kilogramm verarbeitetes Fleisch gegessen.[22] Das macht 600 der angeblich so gefährlichen Portionen, also fast zwei am Tag. Demnach läge jeder von uns im Schnitt schon fast bei einem um 36 Prozent erhöhten Risiko? Die Grundlage der IARC-Erkenntnisse scheint eindrucksvoll: 800 Studien, Untersuchungen über 20 Jahre, 22 Experten aus zehn Ländern ... Rollt auf uns nun also eine Krebslawine zu?

In den folgenden Tagen läuft die Erregungsmaschinerie so richtig heiß: WHO-Vertreter bringen in zahlreichen Interviews ihre erschreckende Botschaft unters Volk: 18 Prozent! Jede Leberkäsesemmel bringt uns offenbar dem Grab einen deutlichen Schritt näher! Selbstmörderische Wurstfans gefährden mutwillig ihre Gesundheit!

Nun spricht angesichts der Zustände in deutschen Ställen sicherlich auch ohne die WHO-Warnung viel dafür, lieber weniger und dafür tiergerecht erzeugtes Fleisch zu essen. Zu Zeiten unserer Großeltern waren Wurst und Fleisch Delikatessen für besondere Anlässe. Erst durch die industrialisierte Landwirtschaft wurden Fleischprodukte ein so billiges Lebensmittel, dass sie täglich und in großen Mengen auf unseren Tellern landen.

Ich habe oft in konventionellen Ställen gefilmt und habe dort gesehen, wie hoch der Preis für billige Wurstwaren tatsächlich ist – und, vor allem, wer ihn zahlt: 100 Kilo schwere Muttersauen, die wochenlang in ein enges Gestell

---

[21] https://www.iarc.fr/en/media-centre/pr/2015/pdfs/pr240_E.pdf

[22] http://www.bvdf.de/aktuell/fleischwarenverzehr_02-14/

eingepfercht sind, damit sie ihren Nachwuchs in der kleinen Box nicht versehentlich erdrücken. Ferkel, denen ohne Betäubung die Ringelschwänze abgeschnitten werden, damit ihre Artgenossen nicht aus Langeweile daran kauen. Mastschweine, die auf Spaltenböden ihren eigenen Kot durch die Ritzen treten, damit sich der Betrieb die Personalkosten fürs Ausmisten spart. Viele gute Gründe, Fleischschnäppchen zu meiden und lieber seltener und besser teureres Biofleisch zu essen.

Aber ist die Krebsgefahr wirklich das ultimative Argument gegen Wurstwaren insgesamt? Sollen wir sicherheitshalber besser gar keine Salami oder Cervelatwurst mehr essen? Nicht zu rauchen ist ja auch eindeutig noch besser, als nur ein bisschen weniger zu rauchen.

Auch wenn sich manche Medien infolge der WHO-Meldung fast überschlugen: So wild ist es natürlich nicht! Dabei muss man nicht gleich den einstigen britischen Premierminister Winston Churchill bemühen, der gesagt haben soll, er traue keiner Statistik, die er nicht selbst gefälscht habe. Aber die Interpretation der Informationen in Sachen Wurst und Krebs lädt zu Missverständnissen geradezu ein.

Da wäre zunächst die Einteilung in fünf Klassen, von »krebserregend« über »wahrscheinlich krebserregend«, »möglicherweise krebserregend« und »nicht klassifizierbar« bis hin zu »wahrscheinlich nicht krebserregend«. Klasse 1 klingt demnach zwar schlimm. Entscheidend für die Einstufung ist aber nicht die Höhe des vorhandenen Risikos, sondern die Frage, wie konkret das Risiko wissenschaftlich erwiesen ist. Insofern landen Stoffe, die in sehr geringen Fallzahlen eine Gefahr erhöhen, in der gleichen Klassifizierungsstufe wie Stoffe, die unweigerlich jeden krank machen, der mit ihnen in Berührung kommt.

Das erwähnt auch die IARC in ihrer Veröffentlichung der Studie in der wissenschaftlichen Fachzeitschrift Lancet Oncology. Demnach rechnet die WHO beispielsweise mit etwa einer Million Menschen weltweit pro Jahr, die an den Folgen von durch Rauchen verursachtem Lungenkrebs sterben. Die Zahl der Toten, die einem Krebs zum Opfer fallen, der durch Verzehr von verarbeitetem Fleisch verursacht wurden, beziffern die Forscher hingegen auf schätzungsweise 34 000.[23] Wenn man das weiß, erscheint Wurst essen gleich etwas weniger lebensgefährlich. Leider aber hat es diese Zahl in die wenigsten Veröffentlichungen zum Thema geschafft.

Noch wichtiger aber ist die Einordnung des statistischen Risikos: Was konkret bedeuten 18 Prozent? 18 Prozent wovon eigentlich – auf welchem Basiswert beruht diese Zahl? Ausgangspunkt der Berechnung ist ein Durchschnittswert: In diesem Fall wäre das die Prozentzahl aller Menschen, die durchschnittlich im Laufe ihres Lebens an Darmkrebs erkranken. Im nächsten Schritt nimmt man den Risikofaktor, hier also den exzessiven Konsum von verarbeitetem Fleisch, und zählt ihn zum Schnitt hinzu. Ergebnis ist das erhöhte Risikopotential, die berüchtigten 18 Prozent.

Wie viele Menschen aber erkranken überhaupt an Darmkrebs? Das Robert Koch-Institut geht für Deutschland von 63 000 Erkrankungen im Jahr aus. Männer sind dabei etwas gefährdeter: von 100 000 deutschen Männern erkranken pro Jahr 57, bei den Frauen sind es 36 von 100 000 – weil sie genetisch vorbelastet sind, eine ungesunde Lebensweise pflegen oder einfach Pech haben. In Prozente umgerechnet sind das 0,057 beziehungsweise 0,036 Prozent der Bevölkerung. Nun hat die Leberkäse-Fraktion ein 18 Prozent höheres Risiko als

---

[23] *The Lancet Oncology*, 2015/16, S. 1599–1600.

die Gesamtbevölkerung. 18 Prozent von 0,057 Prozent ergibt 0,01026. Die Erkrankungsrate im Laufe eines Jahres steigt durch den exzessiven Fleischkonsum also auf 0,06726.

Nicht mal 0,02 Prozent mehr kranke Menschen – das klingt schon viel weniger gefährlich als die 18 Prozent aus der WHO-Pressemeldung. Anders formuliert: Von 10 000 Menschen bekommen nicht mal sechs im nächsten Jahr Darmkrebs. In der Gruppe der Fleischjunkies ist es einer mehr. Oder umgekehrt: unter den Wurstliebhabern bleiben laut Statistik 99 993 von 100 000 Menschen gesund!

Aber auch das ist eigentlich noch nicht ganz korrekt formuliert, wenn man die tatsächliche Bedeutung der WHO-Zahl einschätzen möchte: Denn Darmkrebs ist eine Krankheit, die vorwiegend ältere Menschen betrifft. Nur 10 Prozent der Patienten erkranken vor dem 55. Lebensjahr, über die Hälfte erst jenseits des 70. Geburtstags.[24] Eine Pressemeldung, in der die WHO davor warnt, dass von 1000 Männern im besten Alter nicht mal einer mehr krank werden wird, weil er oft Wurst gegessen hat, klänge nun aber extrem unspektakulär und dürfte es kaum in die Zeitungen, geschweige denn auf die Titelseiten schaffen. Möglicherweise würden sich die Steuerzahler außerdem fragen, warum eigentlich 22 Experten jahrelang forschen, um herauszufinden, dass Wurstverzehr die Krebsrate ein kleines bisschen erhöhen könnte. Da machen 18 Prozent, egal wovon, doch gleich mehr her.

Zurück bleiben verunsicherte Verbraucher. Und die Wurstwarnung der WHO ist nur eines von vielen Beispielen, wo Studien vor gesundheitlichen Folgen warnen, die bei näherer Betrachtung gar nicht so gravierend sind.

---

[24] http://www.krebsdaten.de/Krebs/DE/Content/Krebsarten/Darmkrebs/darmkrebs_node.html

## Wie Forschungsergebnisse zustande kommen

Praktisch jede Ernährungsempfehlung wird flankiert von spektakulären Erkenntnissen der Forschung: Wurst verursacht Krebs, Fischöl schützt gegen Herzinfarkt – immer untermauern eindrucksvolle Zahlen den segensreichen oder schädlichen Effekt, den eine bestimmte Kostform haben soll. In der Summe führen diese vielen Studien zu absurden Schlussfolgerungen: Glaubt man beispielsweise allen Negativmeldungen, dann ist eigentlich jegliches Essen irgendwie bedrohlich.

Zwei US-Forscher von den Universitäten Harvard und Stanford haben etwa anhand von 50 gängigen Zutaten aus zufällig ausgesuchten Kochbuchrezepten ermittelt, welche dieser Inhaltsstoffe in wissenschaftlichen Studien mit einem erhöhten Krebsrisiko in Verbindung gebracht wurden: Von 50 Zutaten waren es 40! Kalbfleisch, Salz, Pfeffer, Mehl, Ei, Brot, Schweinefleisch, Butter, Tomaten, Zitrone, Ente, Zwiebeln, Sellerie, Karotten, Petersilie, Muskatnuss, Sherry, Oliven, Pilze, Kutteln, Milch, Käse, Kaffee, Schinken, Zucker, Hummer, Kartoffeln, Rindfleisch, Lammfleisch, Senf, Nüsse, Wein, Erbsen, Mais, Zimt, Cayenne Pfeffer, Orangen, Tee, Rum und Rosinen.[25] So gesehen ist es ganz erstaunlich, dass wir unsere Mahlzeiten regelmäßig überleben.

Dabei gibt es nur ganz wenige Forschungen, die tatsächlich verlässliche Ergebnisse liefern. Das liegt an der Systematik. Um besser einschätzen zu können, welche Studien was wirklich aussagen, muss man erst mal verstehen, wie die Resultate überhaupt zustande kommen.

Zunächst unterscheidet man zwischen Beobachtungsstudien und Interventionsstudien. Bei ersteren wird einfach nur erfasst,

---

[25] http://ajcn.nutrition.org/content/early/2012/11/27/ajcn.112.047142.abstract

was die Probanden ohnehin tun. Die zweite Sorte ist deutlich aufwändiger: Hier wird den Teilnehmern eine bestimmte Verhaltensweise auferlegt – wie beispielsweise bei der im vorhergehenden Kapitel geschilderten Studie der Universitätsklinik Heidelberg mit Fernsehkoch Tim Mälzer. Interventionsstudien sind aus wissenschaftlicher Sicht viel spannender: Dadurch, dass man klare Kategorien mit eindeutigen Verhaltensvorschriften schafft, erhält man aussagekräftigere Resultate.

Gerade im Ernährungsbereich stößt man hier jedoch schnell an ethische Grenzen: So kann man Probanden nicht zumuten, über einen längeren Zeitraum gezielt etwa verschimmelte Lebensmittel oder kein Obst und Gemüse zu essen, um die Folgen davon zu studieren. »Langfristigkeit« ist die nächste Hürde: Aus eigener Erfahrung weiß ich, wie schwierig es war, die Teilnehmer der Mälzer-Studie bei der Stange zu halten. Dass wir überhaupt 50 Personen fanden, die vier Wochen lang ein so strenges Regime durchhielten, das ihr Leben so stark beeinflusste – nur das essen, was sie in der Studioküche bekommen, keine Restaurantbesuche, kein Snack beim Fernsehen, kein Bier mit Freunden –, lag sicher am Promifaktor: Die vielen Einschränkungen wurden durch den intensiven Kontakt zu einem Fernsehstar etwas versüßt. Um aber die Folgen von falscher Ernährung zu dokumentieren, wäre ein noch längerer Zeitraum besser.

Die nächsten wichtigen Stichwörter lauten »prospektiv« und »retrospektiv«, also vorausschauend und rückblickend. Wurden die Probanden zu einem Zeitraum befragt, der in der Vergangenheit lag? Diese Methode birgt viele Fehlerquellen. Ganz ehrlich, können Sie spontan präzise sagen, wie viel Gemüse sie vergangenes Jahr pro Tag gegessen haben? Wie oft es Fastfood gab? Wie viele Tafeln Schokolade genau Sie monatlich verzehrt haben? Ich wäre da überfordert. Hinzu kommt der psychologische Faktor: Wie ehrlich antworten die Studienteilnehmer? Neben bewusster Beschönigung spielt dabei auch die Verdrängung eine Rolle: Vielleicht erinnere ich mich auch deshalb nicht so genau, weil ich mir nicht eingestehen möchte, wie viele Chipstüten es wirklich waren. Besser ist es also, wenn die Studie ihre Teilnehmer über den ganzen Untersuchungszeitraum hinweg begleitet, und das passiert in prospektiven Untersuchungen. Eine Methode, die jedoch wesentlich aufwändiger ist.

Seriöse wissenschaftliche Studien, etwa wenn es um die Wirkung von neuen Medikamenten geht, sind zudem randomisiert, doppeltblind und placebokontrolliert. Das heißt: Die Teilnehmer werden zufällig (randomisiert) auf die diversen Gruppen verteilt, auch die betreuenden Forscher wissen nicht, wer in welcher Gruppe ist (doppelblind) und es gibt eine Kontrollgruppe, die ein Medikament bekommt, das keine Wirkstoffe enthält (placebokontrolliert). Was schon beim Verabreichen einer kleinen Tablette aufwändig ist, wird beim Durchführen einer Ernährungsstudie, womöglich über eine lange Zeit, quasi unmöglich. Wie sollte ein Essensplacebo aussehen? Jeder Proband sieht ja, was er isst.

Wegen dieser vielen Hürden ist der tatsächliche Aussagewert der unzähligen Studien à la »Broccoli verhindert Krebs« oft extrem gering. Aber weil sich solche Schlagzeilen so gut verkaufen, schwirrt eine Vielzahl von Halbwahrheiten durch den Äther, die unser Ernährungsverhalten nachhaltig beeinflussen. Jahrzehntelang haben sich Menschen weltweit ihr Frühstücksei verkniffen, wegen der Cholesteringefahr. Millionen deutscher Kinder werden gezwungen, mindestens einmal pro Woche Fisch zu essen, wegen der so segensreichen Wirkung von Omega-3-Fettsäuren. Und Fastfood gilt vielen als das Grundübel schlechthin. Vermeintlich gesicherte Forschungsergebnisse schaffen den Sprung ins kollektive Wissen – aber wie gesichert sind solche Erkenntnisse tatsächlich?

## Das böse Cholesterin

Schon als kleines Mädchen habe ich gelernt, dass Eier zwar gut schmecken, aber auch irgendwie böse sind: Mehr als ein Ei am Tag sei ungesund, wegen des enthaltenen Cholesterins. Mit durchschnittlich 250 mg Cholesterin enthält das Eigelb eines Hühnereis tatsächlich viel von dem Stoff, der uns beim Blutfettwerte-Check Angst einjagt. Denn die Ablagerung von Cholesterin in den Adern gilt als Ursache für Arteriosklerose, und die wiederum kann zu Herzinfarkt und Schlaganfall führen.

Dass Eier dafür mitverantwortlich sein könnten, wird erstmals 1913 publiziert: Der russische Mediziner Nikolai Anitschkow forscht damals im Institut für Pathologische Anatomie der Albert-Ludwigs-Universität in Freiburg an den Ursachen von Arteriosklerose. Für ein Experiment füttert er Kaninchen 30 Tage lang mit einer Mischung aus menschlichem Gehirn, vermutlich aus den Beständen der Pathologie, und aus Eidotter – beides enthält besonders viel Cholesterin. Die Autopsie der Versuchstiere zeigt, dass sich in den Adern der Tiere massiv arteriosklerotische Ablagerungen gebildet hatten. Anitschkow leitet daraus ab, dass cholesterinreiche Nahrung zu Herz-Kreislauf-Erkrankungen führt.[26]

Nun sind Kaninchen an sich Vegetarier. Mit Experimenten an anderen Tiergattungen, die uns Menschen in ihrem Speiseplan ähnlicher sind, etwa mit Hunden oder Ratten,

---

[26] N. Anitschkow & S. Chalatow: Über experimentelle Cholesterin-Steatose und ihre Bedeutung für die Entstehung einiger pathologischer Prozesse. *Zentralblatt für allgemeine Pathologie und pathologische Anatomie*, 1913/24, S. 1–9.

konnte der russische Forscher die Ergebnisse nicht bestätigen. Möglicherweise war der Hirn-Ei-Brei einfach nur eine für Kaninchenorganismen besonders schlecht geeignete Kost. Dennoch ist seitdem in der Welt, dass Eier ein Gesundheitsrisiko darstellen und tierische Fette hochgefährlich sind.

In den 1950er Jahren knüpft der US-Forscher Ancel Keys an die Studien von Anitschkow an: Er ist überzeugt davon, dass eine fett- und vor allem cholesterinreiche Ernährung die Ursache für den Anstieg von Herz-Kreislauf-Erkrankungen etwa in den USA sei.[27] Er nimmt die Krankheitsziffern und die Ernährungsweise von insgesamt 22 Ländern genauer unter die Lupe und publiziert daraufhin seine berühmt gewordene Sieben-Länder-Studie. Darin stellt er einen direkten Zusammenhang zwischen dem Verzehr gesättigter Fettsäuren, der Höhe des Cholesterinspiegels und einer erhöhten Sterblichkeit her und schafft es damit sogar auf den Titel des Time Magazine. Die Geburtsstunde der Mittelmeerdiät: Besonders die Kreter, so die Erkenntnis, seien erstaunlich gesund, und zwar weil sie mit Olivenöl kochten, statt mit Butter.

Als aufmerksame Leser wundern Sie sich nun vielleicht: Wenn Keys 22 Länder untersucht hat, warum dann eine Sieben-Länder-Studie? Weil die Daten der anderen 15 Länder schlicht nicht in sein Konzept passten! Das macht die Ergebnisse der Sieben-Länder-Studie deutlich weniger eindrucksvoll: So hatten etwa die Finnen eine dreimal höhere Sterberate an Herz-Kreislauf-Erkrankungen als die Schweizer oder Niederländer, obwohl die sich sogar etwas fettreicher ernährten. Vergleicht man die Werte aller 22 damals untersuchten Länder miteinander, lässt sich gar kein Zusammenhang zwischen Fett, Cholesterin und Herzkrankheiten feststellen.

---

[27] A. Keys: Atherosclerosis a Problem in Newer Public Health. *Journal of the Mount Sinai Hospital*, 1953/20, S. 118–139.

Würde man andere sieben Länder aussuchen als der US-Forscher, könnte man sich auch eine Studie zusammenbasteln, bei der besonders fette Ernährung und niedrige Herzinfarktraten korrelieren.

Dafür, dass tierische Fette nicht der entscheidende Faktor für Infarkte sein können, fand der US-Forscher Georg Mann schon 1971 Indizien: Er studierte das afrikanische Volk der Massai, die sich zu jener Zeit in extremem Ausmaß von tierischen Fetten ernährten und dennoch besonders niedrige Blutfettwerte und praktisch keine Herzinfarkte aufwiesen.[28] Trotzdem hielt sich hartnäckig die These vom bedrohlichen Cholesterin. In Interviews äußerte Mann die Vermutung, dass es hier um konkrete wirtschaftliche Interessen gehen könnte: Neben Eiern war besonders Butter in die Kritik geraten, zur Freude der Margarinehersteller, deren Produkt im Kielwasser der Cholesterin-Hysterie vom schäbigen Butterersatz für Notzeiten zum Lifestyle-Produkt für gesundheitsbewusste Konsumenten avancierte. Und Cholesterinhemmer gehören bis heute zu den umsatzstärksten Medikamenten der Pharmaindustrie.

Über Jahrzehnte bleibt die Empfehlung internationaler Ernährungsforscher gleich: Nicht mehr als 300 Milligramm Cholesterin am Tag, das entspricht etwa einem großen Ei. Die Empfehlung der Deutschen Gesellschaft für Ernährung lautet sogar: Nicht mehr als zwei bis drei Eier pro Woche, weil wir ja auch aus anderen Nahrungsmitteln Cholesterin aufnehmen, zum Beispiel Leberwurst oder Camembert. Bis 2015 das Beraterkomitee für Ernährungsfragen der US-Regierung seine Richtlinien plötzlich revidiert. Seither gibt es für US-Amerikaner gar keine Empfehlung mehr in Sachen Cholesterin. Cholesterin gehöre nicht zu den Nährstoffen, deren über-

---

[28] http://aje.oxfordjournals.org/content/95/1/26.short

mäßiger Konsum bedenklich sei, schreiben die Forscher und begründen diese Einschätzung mit der wissenschaftlichen Datenlage. Studien ließen »keinen nennenswerten Zusammenhang zwischen dem Cholesterin in Lebensmitteln und dem Cholesterinspiegel im Blut« erkennen.[29] Fünf Jahrzehnte Panikmache – und dann plötzlich Entwarnung! Nur eines von vielen Beispielen, bei denen sich vermeintlich gesicherte Erkenntnisse darüber, was wir aus gesundheitlichen Gründen keinesfalls essen dürfen, schlagartig in Wohlgefallen auflösen.

## Die Sache mit den Eskimos

So erging es zum Beispiel auch der Legende von den Eskimos, die tagaus, tagein Unmengen fetten Fisch essen und deshalb keinen Herzinfarkt bekommen – angeblich wegen der Omega-3-Fettsäuren EPA und DHA, die in Fisch aus kalten Gewässern so reichlich vorhanden sind. Seit 1971 hatten die dänischen Forscher Jorn Dyerberg und Hans Olaf Bang das in Fachartikeln immer wieder behauptet. Die herzgesunden Polarbewohner gehören seither ähnlich unverzichtbar zum Kanon unseres kollektiven Ernährungswissens wie die Mittelmeer-Diät. Generationen von Kindern wurden in der Folge zum Fischessen verdonnert, die Hersteller von Fischöl-Kapseln machten Milliardenumsätze. In den USA nahmen 2012 gemäß offiziellen Zahlen 7,8 Prozent aller Erwachsenen Fischöl-Präparate ein – Omega-3-Produkte sind damit nicht nur in den USA das meistverkaufte Nahrungsergänzungsmittel überhaupt.[30] Dumm nur, dass die Geschichte von den herzinfarktfreien Grönländern gar nicht stimmt.

---

[29] http://health.gov/dietaryguidelines/2015-scientific-report/

[30] https://nccih.nih.gov/health/omega3/introduction.htm

Die beiden Dänen arbeiteten damals als Chemiker an einem Krankenhaus in Aalborg. Auf einer Forschungsreise nach Grönland nahmen sie die Ernährungsgewohnheiten einer Eskimo-Kolonie an der Westküste unter die Lupe, untersuchten Blutproben von 130 Einheimischen und stellten fest, dass ihre Blutfettwerte niedriger waren als die der durchschnittlichen Dänen. Gleichzeitig fanden sie erhöhte Spiegel von EPA und DHA. Diese mehrfach ungesättigten Fettsäuren sind unter anderem wichtige Bestandteile unserer Zellmembranen. Der menschliche Körper kann sie nicht selbst herstellen, deshalb müssen wir sie über die Nahrung aufnehmen. Als nächstes sahen sich Dyerberg und Bang die grönländische Sterberegister an – die Totenscheine verzeichneten praktisch keine Herzinfarkte. Damit war für die beiden der Schluss klar: Die relativ einseitige Ernährung aus Seefisch, Walfleisch und Robben, alle mit hohem Omega-3-Fettsäuren-Gehalt, schützt die Eskimos vor Herz-Kreislauf-Erkrankungen.[31]

Wohlgemerkt: Die beiden Forscher waren Chemiker, keine Ärzte. Sie führten keine kardiologischen Untersuchungen durch. Stattdessen verließen sie sich auf die amtlichen Angaben zu Todesursachen. Doch diese Datengrundlage war schwach: Wir sprechen hier von Menschen, die in kleinen abgelegenen Siedlungen in sehr unwegsamem Gebiet lebten, praktisch ohne ärztliche Versorgung. Den Totenschein unterschrieb in den 1960er und 1970er Jahren üblicherweise irgendjemand, der gerade in der Nähe war, jedoch mit hoher Wahrscheinlichkeit kein Arzt. Das legt den Schluss nahe, dass die Angabe von Todesursachen in dieser Population eher unzuverlässig war. Welcher Laie kann schon zuverlässig einen Herzinfarkt oder Schlaganfall diagnostizieren? Die

---

[31] H. O. Bang, J. Dyerberg & A. B. Nielsen: Plasma lipid and lipoprotein pattern in Greenlandic West-coast Eskimos. *Lancet* 1971/1(7710), S. 1143–1145.

Großmutter war eben tot, basta! Trotzdem werden die Erkenntnisse dieser Studie bis heute regelmäßig zitiert und sind die Grundlage für weltweite Ernährungsempfehlungen in Sachen Fisch.

2014 hat ein kanadisches Forscherteam um den Kardiologen George Fodor etwas genauer hingesehen und alle Studien gesammelt, die sich in irgendeiner Form mit der Herzgesundheit von Eskimos in Grönland, den USA und Kanada befasst haben.[32] Da beschreibt etwa ein dänischer Arzt schon 1940 hohe Raten von Herzerkrankungen bei grönländischen Eskimos. Spannend ist auch eine Studie, die die absolute Sterbeziffer der Eskimos mit der dänischen Bevölkerung insgesamt vergleicht. Überraschendes Ergebnis: Zwischen den späten 1960er und den frühen 1980er Jahren ist die Sterblichkeit der Eskimos sogar doppelt so hoch! Fodor wird seither nicht müde zu betonen, dass Eskimos nicht gesünder und die Vorteile von viel fettem Seefisch nicht erwiesen sind. Aber ist eine Legende erst mal in der Welt, kann sie sich als erstaunlich langlebig erweisen.

Je mehr Studien zum Thema man sichtet, desto verwirrender wird die Datenlage: Hohe EPA- und DHA-Spiegel bei Männern scheinen das Risiko für Prostatakrebs zu erhöhen, Angina-Pectoris-Patienten bekamen nach einer Kur mit Fischölkapseln Herzrhythmusstörungen. Weder Gesunde noch Risikopatienten erleiden weniger Herzinfarkte oder Schlaganfälle, wenn sie Fischölpräparate schlucken. Die European Society of Cardiology rät zumindest von Nahrungsergänzungsmitteln mit Fischöl wegen der Gefahr einer Überdosierung mittlerweile ab.

---

[32] http://www.onlinecjc.ca/article/S0828-282X%2814%2900237-2/abstract

Vegetarier haben eine ähnliche Lebenserwartung wie Fischesser, obwohl ihre EPA- und DHA-Blutspiegel in der Regel deutlich niedriger sind. Belastbare Interventionsstudien, bei denen durch mehr Fisch auf dem Teller Todesfälle durch Herz-Kreislauf-Erkrankungen verhindert wurden, gibt es bis heute nicht. Letztendlich weiß die Wissenschaft schlicht nicht, welche Mengen an Omega-3-Fettsäuren für uns genug, zu viel oder zu wenig sind. Entsprechend vage klingen mittlerweile etwa die Empfehlungen des US-Gesundheitsinstituts NIH: »Ein paar Mal Fisch pro Woche könnte genug Omega-3-Fettsäuren liefern, um das Herz zu schützen. Mehr muss nicht besser sein.« Könnte? Ein paar Mal? Aber nicht mehr als ein paar Mal? Ernsthaft? Exakte Wissenschaft sieht anders aus. Weiter heißt es in dem Artikel: »Der Nutzen von Fisch mag auch darin liegen, dass Menschen ihn an Stelle weniger gesunder Lebensmittel essen. Es gibt auch Anzeichen dafür, dass Menschen, die Fisch essen, generell einen gesünderen Lebensstil pflegen, und diese Tatsache könnte für das geringere Auftreten von Herz-Kreislauf-Erkrankungen verantwortlich sein.«[33]

Im Klartext: Kann sein, dass Fisch essen gesund ist. Vielleicht aber auch nicht. Nur: Mit der Empfehlung »Weiter so, das wird schon passen« lässt sich nun mal gar kein Geld verdienen.

## Fastfood am Pranger

Im Sommer 2004 strömen deutsche Zuschauer scharenweise in die Kinos, um einen spektakulären Dokumentarfilm zu sehen: In »Supersize Me« scheint der amerikanische Filmemacher Morgan Spurlock eindrucksvoll nachzuweisen, dass Fastfood

---

[33] https://nccih.nih.gov/health/omega3/introduction.htm

nicht nur ein bisschen ungesund, sondern geradezu tödlich ist. In einem 30 Tage dauernden Selbstversuch isst der Dokumentarfilmer ausschließlich beim Fastfood-Riesen McDonalds.

Ein Furcht einflößender Horrortrip ins Reich der ungesunden Ernährung beginnt: Der anfangs schlanke, gut trainierte New Yorker wird in kürzester Zeit schlapp, unkonzentriert, impotent, übergibt sich im Drive-In-Restaurant aus dem Autofenster, nimmt über elf Kilogramm zu und verzeichnet rasant ansteigende Cholesterinwerte. Schließlich wird er von seinem Arzt geradezu angefleht, das Experiment zu beenden, weil sich seine Leberwerte so katastrophal entwickeln, dass der Internist ein Leberversagen für möglich hält.

Der Low-Budget-Film spielt weltweit 20 Millionen US-Dollar ein und verankert ein für alle Mal in den Köpfen der Menschen: Fastfood ist die dunkle Seite der Macht! Besonders überzeugend wirkt der Film, weil Morton Spurlock seinen Versuch von Medizinern begleiten lässt und immer wieder Messwerte zitiert: alles praktisch unangreifbar. Oder vielleicht doch nicht so ganz?

Ein schwedischer Forscher wollte das genauer wissen: Fredrik Nyström von der Universität Linköping hatte den Film im Kino gesehen. Als an seinem Institut für Kardiovaskuläre Medizin kurzfristig Forschungsgelder frei werden, beschließt der Internist, das Experiment unter wissenschaftlichen Bedingungen zu wiederholen. 18 Studentinnen und Studenten, alle schlank und gesund, treten an, um sich 30 Tage lang im Dienste der Wissenschaft mit Fastfood vollzustopfen, 6600 Kilokalorien pro Tag, möglichst wenig Bewegung – exakt der gleiche Ablauf wie im Kino.[34]

---

[34] K. Douglas: »Supersize me« revisited – under lab conditions, *New Scientist magazine* 2007/2588, S. 28–31.

Nur dass die Resultate des Versuchs ganz anders ausfallen: Lediglich ein Teilnehmer nimmt mehr als 15 Prozent seines Ausgangsgewichtes zu (bei Morton Spurlock waren es immerhin elf Prozent Gewichtszunahme gewesen) und muss den Versuch aus gesundheitlichen Gründen abbrechen. Die Gewichtszunahme bei den restlichen Teilnehmern fällt niedriger aus. Manche nehmen sogar so gut wie gar nicht zu. Nach Ablauf der Fresskur landen alle Probanden relativ schnell wieder bei ihrem Ausgangsgewicht.

Noch stärker unterscheiden sich die Resultate in Sachen Blutfettwerte. Professor Nyströms Beobachtungen liefern das exakte Gegenteil zum amerikanischen Doku-Schocker: »Die Werte für das gefährliche LDL-Cholesterin haben sich im Verlauf unserer Studie nur wenig bewegt. Beinahe kein Anstieg, obwohl sie alle zugenommen, viel mehr Fett gegessen und gar keinen Sport getrieben haben. Am Schluss haben wir einen Anstieg von fünf Prozent, das ist statistisch fast nicht mehr signifikant. Das gute Cholesterin hingegen, das HDL-Cholesterin, das den Körper gewissermaßen von Fetten säubert, ist angestiegen. Meine Probanden hatten also während der Studie zunehmend sehr viel bessere Blutwerte. Und je mehr gesättigte Fettsäuren sie aßen, desto besser wurden ihre Blutfettwerte.« Insgesamt stieg der HDL-Spiegel im Schnitt um 20 Prozent.

Der schwedische Mediziner zieht zwei zentrale Schlussfolgerungen: »In erster Linie zeigt mein Experiment, dass jeder Mensch auf Nahrung unterschiedlich reagiert. Die Bandbreite ist enorm.« Noch wichtiger aber: »Fastfood ist nicht gefährlicher als irgendetwas sonst. Solange es nicht zu viele Kalorien sind. Es ist keine Frage der Ernährungsweise, sondern der Menge.«

Wie aber erklären sich die besonders drastischen gesundheitlichen Folgen im Fall des US-Dokumentarfilmers? Laut Nyström könnte die Tatsache eine Rolle spielen, dass Morton Spurlock sich zuvor überwiegend vegan ernährte, also komplett ohne tierische Produkte. Eine so radikale Ernährungsumstellung, auf eine Kost, die zu großen Teilen aus tierischen Fetten besteht, ist für jeden Stoffwechsel kurzfristig eine extreme Herausforderung.

Der Lebensmittelchemiker Udo Pollmer liefert in seinem Internet-Informationsdienst EU.L.E.N-SPIEGEL noch einen ganz anderen Erklärungsansatz: Die Cholesterinwerte im Film könnten demnach auch dadurch zustande gekommen sein, dass der Filmemacher vor Beginn der Dreharbeiten womöglich einen Cholesterinsenker aus der Apotheke eingenommen habe. Für manche der Symptome – etwa die Leberwerte und die Potenzprobleme – könnten auch Anabolika verantwortlich sein: Deren Einnahme hätte sicherstellen können, dass die Gewichtszunahme während der Dreharbeiten auch wirklich eindrucksvoll ausfällt und nicht so mager wie bei manchen von Nyströms Studienteilnehmern.[35]

»Supersize me« beweist also vor allem eines: Dass Morton Spurlock weiß, wie man einen spannenden Film macht. Als wissenschaftlich haltbarer Beleg dafür, dass Fastfood krank macht, taugt er nicht.

## Korrelation oder Kausalität?

Ein wichtiger Punkt bei der Einordnung von Studienergebnissen ist die Frage, ob es bei den untersuchten Phänomenen tatsächlich ursächliche Zusammenhänge gibt, also eine Kau-

---

[35] http://web.archive.org/web/20070706020751/http://www.das-eule.de/super_size.html

salität, oder ob zwei Dinge vielleicht nur zufällig gleichzeitig auftreten – in der Forschersprache nennt man das eine Korrelation. Ein einfaches Beispiel dafür macht deutlich, wie wichtig diese Unterscheidung ist: Jungpioniere in der DDR trugen als Teil ihrer Uniform ein blaues Halstuch. Außerdem war die Zahl der Kinder in der DDR, die an Allergien litten, nur etwa halb so hoch wie die von westdeutschen Kindern, die keine blauen Halstücher trugen. Niemand würde nun ernsthaft auf die Idee kommen, blaue Halstücher für eine geeignete Allergieprävention zu halten. Die beiden Umstände korrelieren nur, das eine ist aber nicht ursächlich für das andere. Doch auf genau diesem Niveau bewegen sich unzählige Studien, die behaupten, dass Kaffeetrinker, Vegetarier oder Olivenölbenutzer länger leben.

Im Sommer 2013 machte etwa eine US-Studie Schlagzeilen. Forscher der renommierten Harvard-Universität wollen herausgefunden haben, dass Menschen, die auf ihr Frühstück verzichten, ein um 27 Prozent erhöhtes Herzinfarktrisiko aufweisen.[36] Die Studie war Wasser auf die Mühlen jener, die immer schon predigen, dass ein reichhaltiges Frühstück unverzichtbar ist. Geadelt durch die Herkunft – Harvard, immerhin, der Ort, wo Nobelpreisträger forschen! –, wurden die Erkenntnisse weltweit zitiert. Dumm nur, dass die Forscher keinerlei Beleg für den kausalen Zusammenhang des Nicht-Frühstückens und des Herzinfarktrisikos vorweisen können.

Der Berliner Psychologe Gerd Gigerenzer, der Bochumer Wirtschaftswissenschaftler Thomas Bauer und der Dortmunder Statistikprofessor Walter Krämer haben im Jahr 2012 die Aktion »Unstatistik des Monats« ins Leben gerufen.[37] Jeden

---

[36] http://circ.ahajournals.org/content/128/4/337.abstract

[37] http://www.rwi-essen.de/unstatistik/

Monat küren sie eine Studie zur »Unstatistik«, die den Unterschied zwischen Korrelation und Kausalität missachtet oder auf andere Weise statistische Fakten missverständlich interpretiert. Die am Anfang des Kapitels erwähnte Wurststudie der WHO war beispielsweise die »Unstatistik des Monats Oktober 2015«.

Auch die nicht frühstückenden Herzinfarktopfer wurden von dem Forscher-Trio unter die Lupe genommen. Es stellte sich heraus, dass die Studie lediglich beobachtet hatte, dass ein Verzicht auf Frühstück und ein erhöhtes Herzinfarktrisiko oft gemeinsam auftreten. Dafür jedoch kann es viele Gründe geben: etwa, dass vielleicht gerade die Menschen ohne Frühstück aus dem Haus gehen, die privat oder beruflich besonders gestresst sind. Dann wäre möglicherweise dieser Stress die Ursache für das erhöhte Krankheitsrisiko. Die Autoren der Harvard-Studie formulieren ihre Erkenntnisse daher auch relativ vorsichtig – zum Beispiel weisen sie darauf hin, dass der Zusammenhang zwischen Frühstückshäufigkeit und Herzinfarktrisiko bei älteren Männern nicht beobachtet werden konnte.

Solche Einschränkungen, die in den wissenschaftlichen Veröffentlichungen in aller Regel zu finden sind, schaffen es allerdings meistens nicht bis in die Publikumsmedien. Da lautet die Schlagzeile dann »Frühstück beugt Herzinfarkt vor« und sorgt dafür, dass sich weitere Halbwahrheiten darüber, was gesunde Ernährung ist, in den Köpfen der Menschen festsetzen.

Ein anderer ganz entscheidender Punkt beim Forschen ist, dass die Hypothese vor Beginn der Studie steht und nicht nachträglich den Ergebnissen angepasst wird. Was das bedeutet, haben dänische Forscher gerade anschaulich belegt. Dabei geht es um das sogenannte Datenfischen. Peter Hjortrup von der Universität Kopenhagen und seine Kollegen nahmen sich die Daten einer aktuellen Studie mit 800 Patienten vor, die an einer lebensbedrohlichen Blutvergiftung litten und einen speziellen Flüssigkeitsersatz erhielten. Sie analysierten die Geburtsdaten und bemerkten, dass bei den Patienten mit dem Sternzeichen Fisch die Überlebensrate bei 64 Prozent lag, im Gegensatz zu den anderen elf Tierkreiszeichen, von denen nur 52 Prozent überlebten. Daraufhin formulierten sie die These, dass im Sternzeichen Fisch Geborene deshalb öfter überlebt hätten, weil Fische ja bekanntlich in Salzwasser leben und deshalb von Flüssigkeitsersatz profitieren.[38]

Das ist natürlich totaler Blödsinn. Die Verteilung der Überlebensrate ist offensichtlich schlicht Zufall. Die dänischen Wissenschaftler haben ihre These den vorhandenen Daten angepasst. Wäre bei der Datenanalyse herausgekommen, dass Stiere die höchste Überlebensrate hatten, hätte die Hypothese vielleicht lauten können, dass Stiere in der Natur viel Wasser trinken und deshalb profitieren. Oder Zwillinge, weil der Mutter von Kastor und Pollux in der griechischen Mythologie Zeus als Schwan erschienen war. Oder etwas noch Absurderes.

Hjortrup zeigt eindrücklich, wie leicht sich mit Daten Schindluder treiben lässt. Denn bei vielen medizinischen Studien wird im Verlauf der Studie die Fragestellung verändert, wenn sich abzeichnet, dass die Ergebnisse nicht dem entsprechen, was die Auftraggeber gerne herausfinden wollten.

## Auf der Suche nach harten Fakten

Die anfangs erwähnte Ernährungsstudie, die Professor Peter Nawroth von der Universitätsklinik Heidelberg zusammen mit ARD-Fernsehkoch Tim Mälzer durchgeführt hatte, be-

---

[38] http://www.ncbi.nlm.nih.gov/pubmed/26947417

sitzt einen großen Nachteil: Die Laufzeit des Experiments über vier Wochen ist denkbar kurz. Es gibt allerdings einen Fall, wo ein ähnlicher Versuch über eine sehr viel längere Periode durchgeführt wurde. Unter dem Namen Women's Health Initiative Randomized Controlled Dietary Modification Trial arbeiteten 40 Forschungsinstitute in den USA ab 1993 an der »Mutter aller Studien«.

Über 48 000 gesunde Frauen zwischen 50 und 79 Jahren, also nach der Menopause, wurden in zwei Gruppen aufgeteilt und im Durchschnitt acht Jahre lang beobachtet. Die eine Hälfte aß so, wie Amerikanerinnen eben essen: viel Fett, viel Weißmehl, viel Fastfood. Die zweite Gruppe wurde hingegen intensiv betreut: Sie erhielten einen Ernährungsplan, der den Fettanteil der täglich aufgenommenen Kalorien auf maximal 20 Prozent beschränkte. Mindestens fünf Portionen Obst und Gemüse waren Pflicht, außerdem viele Vollkornprodukte. Wegen des hohen Personalaufwands – ein Heer von Ernährungsberatern war damit beschäftigt, die Diätgruppe zu schulen und zu motivieren – kostete die Studie hunderte Millionen US-Dollar.

Nach acht Jahren strikt kontrollierter Ernährung fiel die Bilanz für die Diätgruppe reichlich ernüchternd aus: Ihre Cholesterinwerte waren nur minimal niedriger als in der Kontrollgruppe. Herzinfarkt, Schlaganfall und Darmkrebs traten in beiden Gruppen etwa gleich häufig auf. Bei Brustkrebs schnitt die Diätgruppe geringfügig besser ab, allerdings in so geringem Ausmaß, dass die Forscher einräumten, dass das nicht signifikant und auch Zufall sein könnte.[39] Nur beim – allerdings vergleichsweise seltenen – Eierstockkrebs hatte die Diätgruppe statistisch relevante Vorteile.[40]

---

[39] B. V. Howard, L. Van Horn, J. Hsia et al: Low-fat dietary pattern and risk of cardiovascular disease: The Women's Health Initiative Randomized Controlled Dietary Modification Trial. *Journal of the American Medical Association* 2006/295(6), S. 629–666.

[40] http://jnci.oxfordjournals.org/content/99/20/1534.abstract

Noch mehr Probanden nahm die European Prospective Investigation Into Cancer and Nutrition (EPIC) ins Visier: Von 1992 bis ins Jahr 2000 befragten Forscher von 23 Instituten in zehn europäischen Ländern 519000 Probanden regelmäßig nach ihren Lebensgewohnheiten, nahmen Blutproben und analysierten ihren Gesundheitszustand. Im Gegensatz zur amerikanischen Women's Health Initiative also keine Interventionsstudie – aber dank der großen Teilnehmerzahl doch ein eindrucksvoller Versuch, der wahren gesunden Ernährung auf die Schliche zu kommen. 2010 wurden die Ergebnisse in Sachen Obst- und Gemüsekonsum im Zusammenhang mit Krebs publiziert. Auch hier eine ziemlich ernüchternde Botschaft: »In dieser Studie wurde eine sehr geringe Wechselwirkung zwischen dem Gesamtverzehr von Obst und Gemüse und dem Krebsrisiko beobachtet. Vor dem Hintergrund der geringen Abweichungen der beobachteten Zusammenhänge ist Vorsicht bei der Interpretation geboten.«[41] Immerhin fanden die EPIC-Forscher eine höhere Sterblichkeit unter jenen Teilnehmern, die mehr als 160 Gramm verarbeitetes Fleisch aßen. Allerdings räumten die Forscher ein, dass dies auch andere Ursachen haben könnte: Etwa weil Menschen, die weniger Wurst essen, oft einen gesünderen Lebensstil pflegten, keine Zigaretten, weniger Alkohol, mehr Bewegung.

Viele Steuermilliarden später sind wir dort, wo wir begonnen haben: Das Leben ist gefährlich und endet immer tödlich. Doch es ist nicht unbedingt unsere Ernährungsweise, die uns dem Grab näher bringt. Der Einfluss von Faktoren wie Stress, zu wenig Bewegung, Schlafmangel oder Rauchen ist viel entscheidender.

---

[41] http://jnci.oxfordjournals.org/content/102/8/529.full

## 4. Das Geschäft mit der Angst: warum viele Ernährungskonzepte nichts bringen

Wenn es die allgemein gültige gesunde Kost schon nicht gibt, dann vielleicht wenigstens eine Art der Ernährung, die zu meinem Körper besonders gut passt? Eine individuell optimierte Liste von Lebensmitteln, die mein Körper am besten verträgt? Zumindest suggerieren uns das zahlreiche Anbieter. Was deren Programme versprechen, klingt zunächst logisch: Jeder Stoffwechsel ist anders, nicht jeder Körper verträgt das Gleiche. Also gilt es herauszufinden, so die Werbung für einschlägige Beratungskonzepte, welche Getreidesorten, welches Obst oder Gemüse und welche Art Fleisch für jeden Einzelnen besonders bekömmlich ist.

Vor dem Hintergrund zunehmender Allergien scheint das auf den ersten Blick total plausibel. Im Internet wimmelt es von Angeboten, die Idealgewicht und ein längeres Leben versprechen, nur durch Einhaltung von ein paar ganz einfachen Regeln. Essen, so viel man will, solange man sich auf die richtigen Lebensmittel beschränkt. Nur ein simpler Bluttest trennt mich demnach von der perfekten, auf mich abgestimmten gesunden Ernährung. Klingt verführerisch, das will ich ausprobieren.

Bevor ich mich in den Dschungel maßgeschneiderter Ernährungskonzepte begebe, suche ich ärztlichen Rat: Professor Knut Schäkel, Dermatologe an der Universitäts-Hautklinik Heidelberg, ist eine Kapazität in Sachen Allergien und Nahrungsmittelunverträglichkeiten. Er soll mich vorab untersuchen. Bisher war mein Eindruck, dass ich Lebensmittel eigentlich ganz gut vertrage. Die einzige Allergie, die mir bis jetzt aufgefallen ist: Ich leide im Frühjahr unter Heuschnupfen. Ein sogenannter Prick-Test, bei dem ich Allergene in die Haut geritzt bekomme, bestätigt das, ich habe eine Allergie gegen Birkenpollen. Abgesehen davon zeige ich keinerlei auffällige Reaktionen gegen irgendein Lebensmittel. Im Prinzip kann ich also alles essen – wie schön!

Gemeinsam mit Professor Schäkel entwickle ich jetzt eine Art Legende, für meine Anfragen bei verschiedenen Anbietern. Ich brauche schließlich irgendeinen Anlass, warum ich auf der Suche nach einer besseren Ernährungsweise bin. Ich beschließe, bewusst keine konkreten Beschwerden zu schildern. Meine Verdauung funktioniert einwandfrei. Probleme mit dem Immunsystem habe ich nicht. Ich leide weder unter Kopf- noch unter Bauchschmerzen, Migräne kenne ich nicht. Ich würde vielleicht gerne ein paar Pfund abnehmen – wie fast jeder in meinem Alter. Nach dem Essen spüre ich ein Völlegefühl und empfinde mich zuweilen als leicht aufgebläht – ein Phänomen, das bei unseren Großeltern unter dem Stichwort »satt« lief. Ein Arzt oder Heilpraktiker, der seinen Job ernst nimmt, müsste mich nach der Schilderung meiner »Symptome« eigentlich zu meiner guten Konstitution beglückwünschen und nach Hause schicken.

## Der Praxistest

Ich entscheide mich für drei Angebote, die ich genauer unter die Lupe nehmen möchte. Als Erstes suche ich Rat beim Programm gesund & aktiv. Ein in der Tat besonders gesund und aktiv wirkendes Paar strahlt mir von der Homepage entgegen. Ich erfahre, dass hier für den Kunden die »optimalen Nahrungsmittel auf Basis seines Hormonsystems, Stoffwechsels und seiner Genetik«[42] ermittelt werden. Und: »Das in-

---

[42] http://www.gesund-aktiv.com/

dividuelle Ernährungsprogramm wurde vor zehn Jahren von Stoffwechselspezialisten, Medizinern und Ökotrophologen entwickelt. Die Grundlage ist eine Vital- und Stoffwechselanalyse mit 42 Blutwerten aus dem Labor und die Blutgruppe als Genmerkmal.« Besonders vertrauenerweckend: Ich werde von zertifizierten Heilpraktikern oder Ärzten individuell und persönlich betreut.

Ich rufe eine Heilpraktikerin in meiner Nähe an, die mir über die Homepage empfohlen wird, schildere meine unspezifischen »Symptome« und treffe auf großes Mitgefühl: Völle, Geblähtheit – das seien immer schlechte Zeichen, erfahre ich. Ganz offensichtlich, so die Fachfrau am Telefon, esse ich bislang nicht das für mich Richtige. Wir vereinbaren einen Untersuchungstermin.

Die »Vital- und Stoffwechselanalyse« erweist sich dort dann als schlichtes Blutbild, ähnlich dem bei jenen Check-Up-Untersuchungen, die die Krankenkassen bezahlen. Mein Gespräch mit der Heilpraktikerin dauert keine 20 Minuten. Ich werde gewogen und gemessen, bekomme Blut abgenommen und werde nach bekannten Allergien gefragt – das war's.

Ich bin etwas überrascht: Bis dahin dachte ich immer, das Besondere an Heilpraktiker-Behandlungen sei die gründliche Anamnese. Es gibt auch sicherlich zahlreiche Heilpraktiker, die sich sehr eingehend mit der Vorgeschichte ihrer Patienten beschäftigen und sorgfältig ergründen, wo die Ursachen für Beschwerden liegen könnten, körperlich wie psychisch. Doch hier werde ich nicht mal nach Beruf oder Familienstand befragt, von Vorerkrankungen, Lebensumständen, persönlichen Problemen oder Ähnlichem ganz zu schweigen. Stolze 358 Euro kostet die Untersuchung – dafür wird mir eine Liste der für mich optimalen Lebensmittel in Aussicht gestellt, außerdem ein maßgeschneiderter Standard-Speiseplan und eine Rezeptsammlung.

Während ich auf das Ergebnis warte, suche ich weiter und stoße auf die Firma ImuPro. Die bietet einen sogenannten »IGG-Test« auf Nahrungsmittelunverträglichkeiten an – er soll laut Homepage insbesondere »verzögerte Nahrungsmittelallergien« aufspüren. Auf der Internetseite kann ich einen Sofortcheck machen. Ich gebe ein, dass ich nach dem Genuss von Hülsenfrüchten anschließend manchmal Blähungen habe – eigentlich die völlig normale Körperreaktion auf Bohnen, Linsen und Co. Der Online-Test indes sieht Anlass zur Sorge: Ich scheine an einer verzögerten Nahrungsmittelallergie zu leiden. Und: »Um herauszufinden, was in Ihrem Fall die Ursache ist, ob die oben genannten Auslöser bei Ihnen eine Rolle spielen und welche, bedarf es einer Abklärung beim Arzt oder Therapeuten. Wir senden Ihnen gerne Informationsmaterial und eine Liste mit spezialisierten Ärzten und Heilpraktikern in Ihrer Nähe.«

Ich suche mir wieder eine Heilpraktikerin aus und vereinbare einen Termin. Diesmal dauert die komplette Untersuchung einschließlich Patientengespräch sogar nur zehn Minuten. Wieder schildere ich meine so wenig spezifischen Beschwerden und bekomme Blut abgenommen. Wieder ernte ich sorgenvolles Stirnrunzeln – »Völle? Ein ganz schlechtes Zeichen!«

Mich beschleicht ein böser Verdacht – haben »verzögerte Allergien« womöglich den unschätzbaren Vorteil, dass man so der Kundschaft auch ohne konkrete Symptome teure Ernährungspläne verkaufen kann?

Mein Allergie-Fachmann Professor Schäkel hält den Test jedenfalls für wenig aussagekräftig: »Was der IGG-Test eigentlich nachweist, ist lediglich, dass Sie mit diesen Lebensmitteln Kontakt hatten. Dass Sie das verzehrt haben. Und dass sich Ihr Immunsystem damit auseinandergesetzt hat. Aber das bedeutet keineswegs, dass Sie damit ein Problem haben. Ähnlich wie man auch mit Bakterien Kontakt haben kann, das Immunsystem reagiert darauf und wir haben keinerlei Krankheitssymptome.« Sicherheitshalber weist die Homepage von ImuPro darauf hin, dass ihre Methode zur Diagnose von Nahrungsmittelunverträglickeiten umstritten sei: »Wissenschaftlich belegt sind die zuvor geschilderten Zusammenhänge zwischen Nahrungsmittelaufnahme und der Beförderung chronischer Beschwerden jedoch noch nicht. Weitere Forschung ist nötig.«[43] Dafür kostet der Einstiegstest auch nur knapp 40 Euro, inklusive Leitfaden für die anschließende Ernährungsumstellung.

Bei meinem dritten Versuch muss ich nicht mal persönlich vorsprechen: Um bei der Firma Metabolic Balance einen individuellen Ernährungsplan zu erhalten, bedarf es offenbar keiner individuellen Beratung. Eine Blutprobe, abgenommen vom Hausarzt, genügt. Für 450 Euro erhalte ich dann alles – die Liste mit den für meinen Stoffwechsel geeigneten Lebensmitteln, den Speiseplan und ein paar Rezepte – mit der Post. Auf Metabolic Balance bin ich besonders gespannt. Ich habe mehrere Bekannte, die mit diesem Konzept angeblich rasant abgenommen haben. Ist also doch etwas dran, an der optimierten Ernährungsweise?

## Erstaunliche Ergebnisse

Den Ernährungsplan von Metabolic Balance erhalte ich am schnellsten – und erfahre, was ich bisher alles falsch gemacht habe. Die Liste der Lebensmittel, die ich künftig vermeiden muss, ist lang, unter anderem Birnen, Feigen,

---

[43] http://imupro.de/imupro-stand-der-diskussion/

Mandeln und viele Getreidesorten. Dafür sind anscheinend Paprika, Rindfleisch, Papaya und Sonnenblumenöl für mich besonders zu empfehlen. Als ich den Speiseplan lese und zusammenrechne, was ich insgesamt pro Tag essen darf, wird mir klar, warum meine Freunde so zügig abgenommen haben: Bei gerade mal 800 Kalorien am Tag verliert man zwangsläufig Gewicht, ganz egal mit welchen Zutaten. Der normale Tagesbedarf einer Frau in meinem Alter liegt zwischen 2000 und 2500 Kalorien. Ernährungsmediziner und Psychologen warnen vor solchen Hungerkuren: Nachhaltig abnehmen kann man damit nicht. Der viel zitierte Jojo-Effekt sorgt dafür, dass die Pfunde nach Ende der Diät schnell wieder drauf sind. Aber mir geht es ja auch gar nicht vorrangig ums Abnehmen, sondern um die beste Ernährungsweise für mich.

Ich versuche telefonisch zu klären, ob das stimmen kann: Soll ich wirklich nur so wenig essen? Kein Problem, beruhigt mich meine Telefonberaterin von Metabolic Balance. Weil ich jetzt endlich die richtigen Lebensmittel essen werde: »Wir zählen Nährstoffe, und zwar geregelt nach den Mikro- und den Makronährstoffen. Sie können ganz beruhigt sein. Und ich finde es wunderbar, dass Sie nachgefragt haben.« Zumindest von Motivation versteht die Mitarbeiterin offenbar etwas.

Am nächsten Tag ruft mich die Heilpraktikerin an, bei der ich den IGG-Test in Auftrag gegeben hatte. Bei mir habe man extrem viele Unverträglichkeiten festgestellt. Sie empfehle dringend, meinen Test aufzustocken und mein Blut auf weitere Lebensmittel zu testen. Jetzt kostet das bisherige Schnäppchen insgesamt 320 Euro. Aber immerhin wird keine neue Blutprobe benötigt.

Den Ernährungsplan von gesund & aktiv hole ich persönlich ab. Auch mein zweiter Besuch bei der Heilpraktikerin dauert nicht länger als 20 Minuten. Sie erklärt mir die Unterlagen und versucht, mir noch ein paar Naturheilmittel zu verkaufen, zur Unterstützung der Nahrungsumstellung. Kostenpunkt: fast 100 Euro zusätzlich. Ich beschließe, es lieber erst mal nur mit der frisch optimierten Ernährung zu versuchen. Zuhause vergleiche ich die Liste der erlaubten Lebensmittel mit der von Metabolic Balance. Beide Male wurde das gleiche Blut untersucht. Also müssten ja auch wenigstens grob die gleichen Unverträglichkeiten herauskommen.

Das Gegenteil ist der Fall: Birnen, Feigen und Hühnerfleisch, bei Metabolic Balance streng verboten, sind bei gesund & aktiv ausdrücklich empfohlen. Dafür sind Papaya, Rindfleisch und Paprika jetzt tabu. Statt Schafmilch soll ich lieber Ziegenmilch trinken, Sonnenblumenöl ist, anders als bei Metabolic Balance, ganz schlecht für meinen Stoffwechsel, dafür passt nun plötzlich das gerade noch verdammte Olivenöl super zu mir. Ich bin etwas verwirrt.

Diese Verwirrung steigert sich noch, als ich schließlich das Ergebnis des IGG-Tests von ImuPro erhalte: Demnach sind eigentlich alle oben aufgezählten Lebensmittel aus den anderen beiden Ernährungsplänen für mich tabu. Im Prinzip leide ich gemäß dem Test an Unverträglichkeiten gegen jegliche Art von Milch, gegen praktisch jedes Getreide und zahlreiche Obst- und Gemüsesorten! Ich muss ab sofort für einen längeren Zeitraum strengste Diätregeln befolgen.

Die Bilanz meiner Ernährungspläne: Würde ich die Ergebnisse aller drei Tests befolgen, blieben für mich unterm Strich nur Soja und Reis als unbedenkliche Lebensmittel übrig.

## Ist Vorbeugen sinnvoll?

Dass ich an gravierenden Nahrungsmittelunverträglichkeiten leiden soll, ohne je Symptome gespürt zu haben, wundert mich nun doch etwas. Ich rufe die ImuPro-Heilpraktikerin noch mal an. Bei dieser langen Liste von Zutaten, die ich meiden soll – hätte ich da nicht irgendwie kränker sein müssen? Die Antwort zeugt von großem Marketinggeschick: Vermutlich hätte ich den richtigen Riecher gehabt und mich gerade noch rechtzeitig testen lassen, bevor mich die Welle schwerwiegender Erkrankungen überrollt.

Zur Erinnerung: Laut schulmedizinischem Allergietest vertrage ich jegliche Lebensmittel gut. Aber könnte es denn vielleicht zumindest sinnvoll sein, prophylaktisch auf bestimmte Lebensmittel zu verzichten, damit das so bleibt? Haben die Bluttests möglicherweise potentiell schädliche Substanzen ermittelt? Allergien, die demnächst ausbrechen würden, wenn ich nicht rechtzeitig gegensteuere und meine Ernährung umstelle? Allergologe Professor Schäkel hält das für ausgeschlossen: »Wir empfehlen, zum Beispiel, schwangeren Frauen mit Allergierisiko nicht mehr, dass sie Kuhmilch oder Fisch in der Nahrung meiden sollten. So etwas gab's mal, davon ist man aber abgerückt, weil man inzwischen weiß, es ist sogar besser, proaktiv in der Schwangerschaft etwa Erdnüsse, Milch, Weizenmehl oder Fisch zu verzehren, um die Kinder vor späteren Allergien zu schützen.«

Die 2014 erschienene Leitlinie der Deutschen Gesellschaft für Allergologie und klinische Immunologie und der Deutschen Gesellschaft für Kinder- und Jugendmedizin bestätigt das: Darin wird empfohlen, selbst bei Kindern mit erhöhtem Allergierisiko ab dem fünften Monat Beikost zum Stillen einzuführen, und zwar ohne jegliche Beschränkung.[44] Diese Leitlinie basiert auf einer großflächigen Auswertung zahlreicher neuerer Studien zum Thema Allergieprävention.

Britische Forscher kamen 2015 zu ähnlichen Erkenntnissen. Sie hatten 640 Babys in zwei Gruppen eingeteilt: Die erste Gruppe durfte bis zum ersten Geburtstag keine Erdnüsse essen, die andere Gruppe schon. Im Alter von 5 Jahren hatten 13,7 Prozent der Kinder, die Erdnüsse vermieden hatten, eine Erdnussallergie entwickelt, in der zweiten Gruppe waren es nur 1,9 Prozent.[45]

## Wem nutzt Ernährungsberatung wirklich?

Zurück zu meinem Selbstversuch: Drei Tests, alle auf der gleichen Grundlage, nämlich meinem Blut, alle hunderte Euro teuer – und am Ende drei komplett widersprüchliche Aussagen darüber, was die richtige Kost für mich ist. Wie kann das sein?

Für Professor Peter Nawroth von der Universität Heidelberg liegt die Erklärung auf der Hand: »Wenn Sie diese Heilpraktiker fragen würden: ›Was haben Sie denn vor zehn Jahren empfohlen?‹, dann merken Sie, dass immer wieder eine neue Marketingsau durchs Dorf getrieben wird. Der entscheidende Punkt ist doch: Wozu habe ich Daten? Wozu habe ich keine Daten? Und da, wo ich keine Daten habe, da sollte ich dann besser schweigen und sagen – ich weiß es nicht. Es gibt keinen Hinweis, dass dies gut oder schlecht für Sie ist. Und auch einfach mal daran glauben, dass die Schöp-

---

44  http://www.awmf.org/uploads/tx_szleitlinien/061-016l_S3_Allergiepr%C3%A-4vention_2014-07.pdf

45  http://www.nejm.org/doi/pdf/10.1056/NEJMoa1414850

fung uns nicht so schlecht gemacht hat, dass wir eines Arztes bedürfen, um normal leben zu können.«

Wer jedoch diesen Rat befolgt und sich nur auf die Schöpfung verlässt, geht als Kunde verloren. Möglicherweise liegt genau da der Hund begraben: Ernährungsberatung ist ein so ungeheuer gutes Geschäft. Ratgeber zum Thema haben in Buchläden eigene Abteilungen, jede Frauenzeitschrift verkauft sich mit einer neuen Diät auf dem Titel gleich besser. Eine gut verdienende Branche hat uns erfolgreich eingeredet, dass Ernährung etwas so Kompliziertes ist, dass wir dafür unbedingt Fachberatung benötigen.

Ein Blick auf die Geschichte der Ernährungsberatung macht das deutlich. In den 1920er Jahren entsteht der Beruf der »Diätschwester« – Krankenschwestern, die in Kliniken ärztlich verordnete Spezialkost zubereiten und verabreichen, kranken Menschen, wohlgemerkt, die tatsächlich oft eine spezielle Ernährung benötigen. 1937 erhält der Beruf der Diätassistentin die staatliche Anerkennung. Über die Jahre des Zweiten Weltkriegs und der Nachkriegszeit bleibt Ernährungsberatung ein Fach, das sich mit der spezifischen Ernährung von Erkrankten befasst.

Nun gibt es ja aber immer viel mehr gesunde als kranke Menschen. Zum lukrativen Geschäftsfeld wurde Ernährungsberatung in dem Moment, als sie sich diese Gesunden als Kundenkreis erschloss. Ein Geschäft, das heute blüht. Die Webseite »Selbstständig.de«, zum Beispiel, wirbt für Ernährungsberatung als »sehr zeitgemäßes Tätigkeitsfeld«[46] – Geschäfte mit der Sehnsucht nach einem längeren Leben, die in teuren, vermeintlich maßgeschneiderten Konzepten wie den von mir getesteten gipfeln.

---

[46] http://www.selbststaendig.de/geschaeftsideen/ernaehrungsberater

## Was wirkt hier eigentlich?

Und doch gibt es viele Menschen, die genau auf diese Konzepte vertrauen und Stein und Bein schwören, dass ihnen die Umstellung auf »erlaubte« Lebensmittel zu mehr Wohlbefinden verholfen hat. Haben sie alle Unrecht? Die Ernährungssoziologin Christine Brombach koordinierte von 2003 bis 2006 die Nationale Verzehrstudie II an der Bundesforschungsanstalt für Ernährung und Lebensmittel. Für sie spielt bei der Bewertung vermeintlicher Heilungserfolge der Placebo-Effekt eine entscheidende Rolle: »Der Glaube versetzt bekanntlich Berge. Wir wissen, dass ganz viele psychische Aspekte damit zu tun haben, wie wohl ich mich fühle. Wenn ich ein Lebensmittel verzehre, das mir vermeintlich irgendwelche Bauchschmerzen verursacht, dann bin ich davon überzeugt – und das kann man auch in solchen Placebo-Versuchen nachweisen –, dass dieses Lebensmittel wirklich meine Bauchschmerzen verursacht. Oder eben nicht mehr verursacht, wenn ich es weglasse. Das sind Phänomene, die auf einer ganz anderen Ebene stattfinden. Und da sind natürlich die Lebensmittel eine ideale Projektionsfläche.«

Nicht zufällig sind etwa bei allen drei Ernährungsplänen jene zwei Komponenten strikt tabu, die in den vergangenen Jahren besonders in die öffentliche Diskussion geraten sind: Weizenmehl und Kuhmilch. Die selbst ernannten Ernährungsgurus bedienen damit eine Erwartungshaltung ihrer Kundschaft: Wer schon oft gelesen hat, dass Weißmehl irgendwie ungesund ist, will gerne glauben, dass er selbst das ebenfalls nicht gut verträgt. Hinzu kommt der Kostenfaktor des Ernährungsplans: Was so teuer war, muss einfach funktionieren!

Das Geschäft mit der optimierten Ernährung funktioniert deshalb so gut, weil wir die Botschaft so gerne hören wollen: Gesund, schlank und fit kann man sein, ohne sich dafür wirklich einschränken zu müssen. Einfach nur ein paar Lebensmittel meiden, und schon darf man ungehemmt schlemmen, weil es die richtigen Dinge sind, die man isst. Ein clever durchdachtes Geschäftsmodell: klare Gebote, die strikt zu befolgen sind. Richtig und falsch, ohne Zwischentöne.

Für Professor Nawroth von der Universitätsklinik Heidelberg erfüllen die teuren Ernährungskonzepte eine ähnliche Funktion wie der mittelalterliche Ablasshandel: »Ich glaube, die Wurzel ist sehr menschlich: Wir alle fürchten doch, dass wir im Alter dement werden, krank werden, wir alle haben Sorge, wir könnten Krebs bekommen. Also überlegt man sich: Was kann ich Gutes für mich tun? Da ist natürlich das Essen etwas, das wir jeden Tag machen, das wir spüren. Und es besteht die große Hoffnung, dass man sich mit bestimmten Diäten etwas Gutes tun könne. Doch aus Sicht der überprüfbaren Wissenschaft, aus Sicht der vorliegenden Daten, kann ich Ihnen ganz klar sagen: Es gibt keine solche Diät. Das ist Missbrauch der Gutgläubigkeit von Menschen, die Sorgen haben.«

Vielleicht müssen wir die Frage viel grundsätzlicher stellen: Was sagt es über unsere Gesellschaft aus, dass wir uns so immense Sorgen darüber machen, was wir essen? Ist das im Grunde nicht ein ausgesprochenes Luxusproblem?

Wir haben ja auch deshalb Probleme mit Übergewicht, weil wir genetisch nicht dafür geschaffen sind, in einer Überflussgesellschaft zu leben, in der jegliche Art der Nahrung jederzeit unbegrenzt verfügbar ist. Unser Körper ist dafür geschaffen, Depots für schlechte Zeiten anzulegen. Die meisten Generationen vor uns waren froh über jegliche Nahrung, ohne Rücksicht auf die optimale Kombination von Fett, Eiweiß und Kohlenhydraten. Die Frage, ob Erdbeeren für bestimmte Familienmitglieder bekömmlicher sind als Birnen, war schlicht irrelevant: Toll war, wenn überhaupt eine Erdbeere oder Birne auf dem Speiseplan landete.

Wir sind demnach womöglich nicht deshalb krank, weil die Zusammensetzung unserer Ernährung zivilisationsbedingt so schlecht ist, oder weil wir bestimmte Komponenten der Ernährung nicht vertragen, sondern weil wir von allem zu viel bekommen.

Ernährungssoziologin Christine Brombach verweist in diesem Zusammenhang auf unsere Geschichte: »Diese Diskussionen hätten sie nie geführt in der Nachkriegszeit in Deutschland. Damals ging es darum, dass ich überhaupt etwas zu essen habe, da ging es nicht um die Frage nach dem was. Wir können es uns leisten, darüber so zu diskutieren und so mit den Lebensmitteln auch umzugehen. Oder Lebensmittel sogar zu verschwenden. Das ist einmalig in der Menschheitsgeschichte.«

## Was sagen die Anbieter?

Nachdem mir die Anbieter von ImuPro, Metabolic Balance und gesund & aktiv erfolgreich ihre Konzepte verkauft und die Gebühren kassiert hatten, habe ich von keiner der drei Firmen je wieder gehört. Keine der Heilpraktikerinnen hat sich dafür interessiert, ob ich mit der Ernährungsumstellung zurechtkomme oder ob sich mein gesundheitlicher Status dadurch verbessert hat. Mit dem Bezahlen der Rechnungen endete die Betreuung postwendend.

Aber ich hatte Fragen. Ich wollte von allen drei Firmen wissen, wie sie sich erklären, dass mein Allergietest an der Universitätsklinik Heidelberg zu ganz anderen Ergebnissen kam als ihre jeweiligen Blutuntersuchungen. Die Antworten klingen verdächtig nach Ausreden:

»Wenn wir Nahrungsmittel ausschließen, bedeutet es nicht, dass Sie dagegen allergisch reagieren, sondern darum, dass Sie diese von den Enzymen ihres Stoffwechsels nicht optimal verarbeiten können.« (gesund & aktiv)[47]

»Wir teilen bei Metabolic Balance die Allergien ein in Primär- und Sekundärallergien. Die Primärallergene auch Hauptallergene genannt, sind Kuhmilch- und Weizenprodukte. (…) Für eine Stoffwechselumstellung ist es auch vonnöten, den Organismus zu entlasten, das heißt auch, dass in der Blütezeit des jeweiligen Allergenträgers der Organismus stark gefordert ist und ein überschießendes Immunsystem keinen ausgeglichenen Stoffwechsel zulässt, da der Organismus sich um die ›brennenden Baustellen‹ zuerst kümmert.« (Metabolic Balance)[48]

»Durch erhöhte IgG-Werte können zeitverzögerte Reaktionen im Körper ausgelöst werden, wie zum Beispiel Gelenkbeschwerden, Verdauungsprobleme, Migräne etc. All diese Beschwerden können vom Patienten nicht im Zusammenhang mit Lebensmitteln erkannt werden.« (ImuPro)[49]

Wie praktisch: Wo der Patient Zusammenhänge sowieso nicht erkennen kann, lässt sich leichtgläubigen Kunden jeglicher Unsinn aufschwatzen. Möglicherweise also ist die Lösung, nicht unsere Ernährung umzustellen, sondern unser Verhalten als mündige Verbraucher!

Wochen nach meinen Tests habe ich übrigens bei Dreharbeiten auf einem veganen Straßenmarkt in Berlin ein Kara-

---

[47] E-Mail vom 23. Juli 2015.

[48] E-Mail vom 22. Juli 2015.

[49] E-Mail vom 23. Juli 2015.

mell-Eis aus Sojamilch probiert – und diesen Versuch mit einer heftigen Allergie-Attacke bezahlt: schlagartig anschwellende Mundschleimhäute, schwere Schluckbeschwerden, ein Kratzen im Hals. Es stellte sich heraus, dass ich Sojamilch nicht vertrage, offenbar ein häufiges Phänomen bei Birkenpollenallergikern. Sojamilch hätte ich bei allen drei Ernährungskonzepten bedenkenlos verzehren dürfen.

# Teil 2: Ernährungsregeln – und was sie wirklich wert sind

Nach meinen ersten Recherchen in Sachen gesunder Ernährung fühlte ich mich hin- und hergerissen. Was mir die Experten am Telefon geschildert hatten, klang fast zu schön, um wahr zu sein: Einfach essen, worauf ich Lust habe? So simpel soll das sein? Alles andere ist Humbug? Wie kann es dann aber sein, dass sich gewisse Ernährungsregeln – Vitamine sind wichtig, Vollkorn ist essentiell, Fett ist schlecht – so hartnäckig halten, dass jeder sie zu kennen glaubt, dass eine ganze Industrie darauf baut?

Vom französischen Schriftsteller Anatole France stammt ein Zitat, das mich bei meinen weiteren Erkundungen sehr getröstet hat: »Wenn 50 Millionen Menschen etwas Dummes sagen, bleibt es trotzdem eine Dummheit.« Wenn also Heerscharen von Ernährungsberatern landauf, landab bestimmte Regeln verkünden, macht das diese Regeln nicht wahrhaftiger. Betrachtet man nämlich die Forschungslage, zeigt sich schnell, wie brüchig das Fundament ist, auf dem unsere Ernährungsregeln gründen.

Also nehmen wir die zentralen Botschaften einmal genauer unter die Lupe: Was ist dran an der These, dass wir deshalb so dick und krank sind, weil wir zu fett essen? Sind Kohlenhydrate tatsächlich verantwortlich dafür, dass wir immer dicker und, wie diverse populärwissenschaftliche Bestseller neuerdings behaupten, dümmer werden? Wieso soll Vollkornkost gesünder sein? Wie kompliziert ist es wirklich, genügend Vitamine zu sich zu nehmen?

# 5. Fett, Cholesterin und der Schwindel mit Lightprodukten

Unter meinen Freunden gelte ich als die Risotto-Königin, weil die italienische Reisspezialität bei mir so besonders gut schmeckt. Unter uns gesagt, das liegt am Fett! Kurz vor Schluss kommt bei mir immer noch mal ein extragroßes Stück Butter in den Topf und sorgt für gesteigerten Genuss.

Fett an sich schmeckt zwar neutral. Aber viele Aromastoffe lösen sich darin und entfalten so ihre Wirkung. Deshalb schmecken Bratkartoffeln viel intensiver, wenn sie in der Pfanne im Fett schwimmen durften. Deshalb riecht die Hühnerbrühe noch verlockender, wenn sie nicht entfettet wurde. Und deshalb sind Light-Joghurts und Magerquark eine etwas freudlose Angelegenheit, verglichen mit ihren fettreicheren Geschwistern.

Trotzdem verkauft sich Fettarmes gut – vielen Menschen ist heutzutage Kalorienbewusstsein offenbar wichtiger als Geschmack. Mein Buttertrick beim Risotto findet deshalb nach Möglichkeit ohne Publikum statt – wenn meine Freundinnen live miterleben würden, welche Menge da auf ihrem Teller landet, wäre das Entsetzen vermutlich groß.

Evolutionär betrachtet ist es gut, dass wir fettes Essen besonders lecker finden. Keine andere Nahrungskomponente bietet eine so große Energiedichte: neun Kilokalorien pro Gramm, das ist mehr als doppelt so viel, wie Kohlenhydrate oder Eiweiß liefern. In Zeiten, in denen Nahrung knapp war und die Beschaffung anstrengend, war es sinnvoll, fett zu essen – so konnten unsere Urahnen mit vergleichsweise wenig Masse schnell satt werden. In unserer Überflussgesellschaft wird uns das leider zum Verhängnis. Der Ernährungspsychologe Thomas Ellrott von der Universität Göttingen hat es in einem Interview kürzlich auf den Punkt gebracht: »Eigentlich schmeckt nur das richtig gut, was viele Kalorien hat. (…) Erst in den letzten 50 Jahren hat sich der Vorteil dieser genetisch verankerten Programme in einen erheblichen Nachteil gewandelt. In so kurzen Zeiträumen kann es keine genetische Anpassung geben.«[50]

Wer viel Fett isst, läuft Gefahr, zu viele Kalorien in sich hineinzustopfen – so weit klar. Aber ist fettarme Ernährung die Lösung?

## Fett durch die Fünfziger

Unsere Wahrnehmung von Ernährung hat viel mit unseren Erfahrungen zu tun. Für die Essgewohnheiten in Deutschland spielten die Hungerjahre nach dem Zweiten Weltkrieg eine ganz entscheidende Rolle. Gerade Kriegskinder haben bis heute ein geradezu erotisch aufgeladenes Verhältnis zu Butter. In den Nachkriegsjahren, zu Zeiten strengster Rationierung, schoben sie hauchdünne Butterschichten auf ihrem Brot mit den Zähnen nach vorne, um beim letzten Bissen wenigstens einmal ein Gefühl von Butter zu erschmecken. Bis heute ist dick Butter auf dem Brot für sie der Inbegriff von Genuss. Wenn meine Großmutter von Butter sprach, durfte das Adjektiv »gut« nie fehlen. »Gebacken mit guter Butter« war ihr Ausdruck höchsten Lobs für die Qualität eines Lebensmittels.

Mit dem Wirtschaftswunder brachen in Westdeutschland fette Zeiten an: Essen konnte gar nicht üppig genug sein. Buttercremetorten, Mayonnaise-Orgien, Sahne-Exzesse – das »Wir sind wieder wer«-Gefühl ging direkt durch den Magen. Doch dann verdarben uns neue Forschungserkenntnisse den

---

[50] *GEO Kompakt* 2015/42 (Gesunde Ernährung), S. 135–136.

Spaß am Überfluss: etwa der US-Forscher Ancel Keys, der in seiner weiter vorne zitierten 7-Länder-Studie herausgefunden haben wollte, dass es einen direkten Zusammenhang gebe zwischen hohem Fettverzehr und hoher Herzinfarktrate.

Wie im Kapitel über die Aussagekraft von Ernährungsstudien schon ausführlich geschildert: Die Studie hat diesen Beweis nur deshalb erbringen können, weil sie sich auf die Daten von den sieben Ländern beschränkte, die Keys' These stützten. Hätte Keys die Daten aus den insgesamt 22 untersuchten Ländern gleichberechtigt ausgewertet, wäre schon damals klar sichtbar geworden, dass es keinen Zusammenhang zwischen Fettgehalt der Nahrung und Herzinfarkthäufigkeit geben kann. Theoretisch hätte sich, mit den Daten aus entsprechend anders ausgewählten Ländern, auch das Gegenteil belegen lassen.

Der Mythos vom Zusammenhang zwischen Cholesterin in der Nahrung und einem erhöhten Herzinfarktrisiko gehört zu den hartnäckigsten Ernährungsirrtümern. Das liegt daran, dass er immer wieder neu befeuert wurde – von Empfehlungen ohne seriöse Grundlage und von unvollständig zitierten Studien. Das mag auch damit zusammenhängen, dass gerade hier besonders machtvoll vertretene Wirtschaftsinteressen der Pharma- und Lebensmittelindustrie involviert waren und sind. Dabei ist das verteufelte Fett für unseren Körper nicht nur als Geschmacksträger oder in Notzeiten wichtig.

## Warum wir auf Fett nicht verzichten können

Ein erwachsener Mensch darf laut den Empfehlungen der Deutschen Gesellschaft für Ernährung 30 Prozent seines täglichen Energiebedarfs aus Fett stillen. Bei einer erwachsenen Frau wären das etwa 660 Kalorien – das entspräche 75 ml Olivenöl, einem 90 Gramm Stück Butter oder dem Fett in 700 Gramm Salami. Wobei die Rechnung natürlich so nicht aufgeht, weil ja in vielen anderen Lebensmitteln, die man im Laufe eines Tages isst, auch Fett enthalten ist. Ich liste das dennoch auf, um deutlich zu machen, dass der Verzehr von Fett an sich erst mal nicht verkehrt ist. Wie Paracelsus schon vor fast 500 Jahren wusste: Die Dosis macht das Gift!

Unsere Fettdepots im Körper haben eine Wärmeschutz-funktion und dienen als Depots in Notzeiten – da muss nicht immer gleich ein Weltkrieg ausbrechen, auch Kranke profi-tieren davon. Viele Vitamine können vom Körper nur im Zu-sammenspiel mit Fett verarbeitet werden, weil sie fettlöslich sind. Dazu gehört Vitamin A – deshalb sind in Wasser ge-dünstete Karotten oder fettfreie Smoothies mit Spinat unter gesundheitlichen Aspekten ziemlicher Unfug. Fette dienen als Zellbaustoff, werden für Stoffwechselfunktionen benötigt und sind ein Baustein für diverse Hormone. Eigentlich ziem-lich einfach.

Kompliziert wird die Sache, weil so viele Begrifflichkeiten im Spiel sind: tierische und pflanzliche Fette, gesättigte, un-gesättigte und essentielle Fettsäuren, Omega-3, Cholesterin und Transfette. Alle entweder angeblich gesünder oder ge-fährlicher. Was hat es damit auf sich?

Die verschiedenen Fettarten unterscheiden sich durch ihre Herkunft und ihre chemische Struktur. Gesättigte Fett-säuren kommen vorwiegend in tierischen Erzeugnissen vor und sind bei Zimmertemperatur in aller Regel fest – But-ter zum Beispiel oder Gänseschmalz. Bei Bedarf kann unser Körper diese Fettsäuren auch selbst erzeugen. Das Gleiche gilt für die einfach ungesättigten Fettsäuren. Die kommen vor allem in Olivenöl, Rapsöl, Avocados, Nüssen oder Samen vor. Mehrfach ungesättigte Fettsäuren wiederum kann der Körper gar nicht oder nur sehr eingeschränkt herstellen. Sie werden deshalb auch essentielle Fettsäuren genannt. Die beiden wichtigsten Untergruppen sind Omega-3-Fettsäuren – die sind vor allem in Leinöl, Rapsöl, Nüssen und fettreichen Fischsorten wie Lachs, Hering oder Makrele enthalten – und die Omega-6-Fettsäuren – die kommen in den meisten Pflanzenkeimen vor, etwa in Lein-, Distel-, Sonnenblumen- oder Rapsöl. Fette mit einem hohen Anteil an einfach und mehrfach ungesättigten Fettsäuren haben einen niedrigen Schmelzpunkt, das heißt, sie sind bei Zimmertemperatur flüssig.

Cholesterin ist gar kein Fett, sondern ein Zellbaustein, der aber immer wieder in Zusammenhang mit dem Cholesterinspiegel gebracht wird. Der läuft im Volksmund auch unter dem Begriff »Blutfettwerte«, deshalb wird Cholesterin oft in einem Atemzug mit Fett genannt. Transfette wiederum sind eine Sonderform ungesättigter Fettsäuren, die bei der unvollständigen Härtung von Pflanzöl entstehen. Diese Transfette kommen eigentlich nur in Industrienahrung vor. Einen Hinweis darauf liefert etwa das Stichwort »Pflanzenfett, teilgehärtet« in der Zutatenliste.

Verwirrt? Kein Wunder! Macht aber nichts! Denn Sie wollen ja nicht Lebensmittelchemiker oder Tütensuppenhersteller werden, sondern einfach nur essen. Und indem Sie ganz normal weiter essen, stehen die Chancen, dass Sie Ihrem Körper ganz von alleine den richtigen Fettsäurenmix zuführen, ziemlich gut, so wie es unseren Vorfahren schon seit Jahrtausenden gelingt. Gesundheitsbedrohlich wird es eigentlich erst, wenn Ernährungsempfehlungen aller Art diesen natürlichen Zustand durcheinanderbringen.

# Der Feldzug gegen das Fett

1977 veröffentlichte der Ausschuss für Ernährung und menschliche Bedürfnisse des US-Senats Ernährungsziele, die »Dietary Goals«, die für Jahrzehnte die Agenda in Sachen gesunder Ernährung prägen sollten. Zentrale Botschaft damals war, dass die Amerikaner vorsorglich möglichst fettarm essen und besonders tierische Fette meiden sollten. Eine Studiengrundlage für diese Empfehlung gab es vermeintlich auch: Die Framingham-Herz-Studie hatte durch systematische Beobachtung der Bevölkerung einer durchschnittlichen amerikanischen Kleinstadt seit 1948 Risikofaktoren für Erkrankungen der Herzkranzgefäße wie etwa Herzinfarkt oder Angina pectoris ermittelt. Zu den zentralen Ergebnissen gehörte, dass das Senken des Cholesterinspiegels essentiell sei, und zwar unter anderem durch cholesterin- beziehungsweise fettarme Kost.

Im Grunde war dies der Auftakt zu einem riesigen Praxistest: Überall in der westlichen Welt wurde eine fettarme Ernährung zum Inbegriff gesunder Lebensführung, so nachhaltig, dass dies unsere Landwirtschaft und ganze Produktwelten prägen sollte. Früher war der Fettgehalt etwa von Milch oder Quark ein Qualitätskriterium – heute verkauft sich fettarme Milch viel besser. In meiner Kindheit und Teenagerzeit galt Fett als der Inbegriff des Ungesunden: Die meisten meiner Freunde haben von jedem Schinken den Fettrand abgeschnitten. Die westlichen Länder haben sogar ihre Nutztiere entsprechend zurechtgezüchtet: Noch 1980 war der durchschnittliche Fettgehalt von Schweinefleisch etwa fünfmal so hoch wie heute. Die Teile mit dem geringsten Fettanteil, wie Filet und Schnitzel, werden am liebsten gekauft, obwohl sie eben deswegen viel weniger aromareich sind. Light-Produkte sind zum selbstverständlichen Teil des Warenangebotes geworden.

Dabei war den Forschern, die die Framingham-Herz-Studie betreuten, schon 1960 klar, dass zwischen einem erhöhten Cholesterinspiegel und den befürchteten Erkrankungen der Herzkranzgefäße gar kein Zusammenhang bestand – also ganze 17 Jahre vor den Ernährungsempfehlungen der US-Senatskommission. Diese Tatsache wurde aber so nicht publiziert. Stattdessen wurde in zahlreichen Veröffentlichungen immer nur ein Teil der Daten herangezogen: Womöglich der, der den beteiligten Forschern gerade entgegenkam?

Der Mediziner Herbert Immich, langjährig als Professor am Deutschen Krebsforschungsinstitut in Heidelberg tätig und einer der Pioniere auf dem Feld der medizinischen Statistik, deckte die unsaubere Auswertung in einem Aufsatz 1997 auf.[51] Weil in den USA die Originaldaten staatlich geförderter Projekte in der Kongressbibliothek aufbewahrt werden müssen, konnte der deutsche Forscher genau nachvollziehen, auf welcher Grundlage die veröffentlichten Ergebnisse beruhten. Er stellte fest, dass bei der Auswertung der Datensätze durch den amerikanischen Forscher William B. Kannel zum Beispiel nicht nach Altersgruppen sortiert wurde – das Alter ist nun aber ein sehr entscheidender Faktor bei Blutfettwerten. Immich kommt zu ganz anderen Schlussfolgerungen als die US-Autoren: »Ein überhöhter Cholesterinspiegel erhöht die Inzidenz der Koronarsklerose nicht. Die Originaldaten decken einen Nebeneffekt auf: Die ›2123 Männer und Frauen‹ in Kannels Abbildung 1 sind in Wirklichkeit nur 2123 Männer. Kannel und Mitarbeiter haben bereits 1960 gewusst, dass bei Frauen kein Zusammenhang zwischen Cholesterin und Koronarsklerose nachzuweisen

---

[51] Herbert Immich: Cholesterin und Koronarsklerose. *Versicherungsmedizin* 1997/46(3), S. 86.

ist; sie haben diese Tatsache aber (bewusst?) verschwiegen und damit den Frauen überflüssigen Kummer und viel Leid bereitet.«

Kimmich setzt sich in seiner Analyse auch mit vielen Studien auseinander, die den Nutzen von sogenannten Lipidsenkern – Medikamenten, die den Cholesterinspiegel senken – nachweisen wollten. Immer wieder stößt er dabei auf gravierende methodische Fehler. Möglicherweise liegt hier übrigens ein Grund dafür, warum sich die Legende vom bösen Fett so lange halten konnte: Sie war der Garant für Milliardenumsätze der Pharmaindustrie. Cholesterinblocker gehörten jahrzehntelang zu den bestverkauften Arzneimitteln.

Kimmichs Fazit zum Thema fettarme Ernährung und Medikation: »Diät senkt den Cholesterinspiegel nicht nachhaltig. Diät verhindert nicht die Manifestation der Koronarsklerose. Der Mensch ist ein Allesesser. Dennoch hängen seine Essgewohnheiten von verschiedenen Umständen ab. Da sind zunächst geographische Zwänge (Eskimos, Tropenvölker). Dann der Energiebedarf (Möbelpacker, Büroangestellter). Schließlich die Esskulturen (Skandinavien, Mittelmeerländer). Unabhängig von diesen Umständen gibt es individuelle Unterschiede. Der eine mag kein Obst, keinen Joghurt und keine Süßigkeiten, der andere mag keine Butter, keinen Käse und keine Wurst. Eine allgemein verbindliche Diät kann sich gegen diese individuellen Neigungen und Abneigungen nicht durchsetzen. Die Manifestation der Koronarsklerose ist genetisch determiniert.«[52]

Zum Zeitpunkt von Immichs Aufsatz – der übrigens in einer Fachzeitschrift erschien, was die Aufmerksamkeit leider auf ein Fachpublikum beschränkte – galt nun schon zwei Jahrzehnte lang die Doktrin vom bösen Fett, ohne dass die-

---

[52] Ebenda.

se Ernährungsstrategie irgendwie dazu geführt hätte, dass es weniger Dicke oder Herzkranke gäbe. In Frauenzeitschriften gaben Ernährungsfachleute allen Ernstes den Ratschlag: »Essen Sie ruhig Gummibärchen, so viele Sie wollen, die sind fettfrei!«

## Die Margarine-Saga

Besonders hartnäckig halten sich Ernährungsmythen immer dann, wenn sie industriellen Interessen dienen. Neben der Pharmaindustrie waren große Lebensmittelkonzerne die Hauptprofiteure der Fett-Panik – denn dadurch erlebte Margarine einen erstaunlichen Boom. Entwickelt wurde ein margarineähnliches Erzeugnis zum ersten Mal unter dem französischen Kaiser Napoleon III. – der war auf der Suche nach einem gut haltbaren, kostengünstigen Butterersatz für die Verpflegung seiner Armee. 1869 gelang dem Chemiker Hippolyte Mège-Mouriès ein Vorläuferprodukt, das allerdings noch nicht ganz ohne Milch auskam. Die erste rein pflanzliche Margarine wurde dann 1952 in Deutschland entwickelt, unter dem Handelsnamen »Vitaquell«.

Als Übergewicht zunehmend zum Problem in westlichen Industriegesellschaften wurde und zahlreiche Forscher sich auf tierische Fette als Hauptursache für die Zunahme an Herz-Kreislauf-Erkrankungen einschossen, war das für Margarinehersteller ein Glücksfall: Das vergleichsweise billig herstellbare Ersatzprodukt wurde zum höchst lukrativen Verkaufsschlager. Bis heute kostet Markenmargarine kaum weniger als Butter, bei deutlich geringerem Wareneinsatz.

Meine ganze Kindheit hindurch tobte fortan ein Kampf: Sind mit Margarine gebackene Weihnachtsplätzchen genauso lecker wie die mit Butter? Schmeckt man den Unterschied?

Oder muss man Geschmacksverluste eben in Kauf nehmen, um der Gesundheit willen? Zumindest was den Kaloriengehalt betrifft, schlägt Margarine ungefähr mit der gleichen Energiemenge zu Buche wie Butter und sorgt somit also genauso für lästige Pfunde wie das Konkurrenzprodukt aus Kuhmilch.

Streng genommen war zu jener Zeit so manche Margarine sogar eher ungesund. Denn Pflanzenöle sind von Natur aus flüssig. Um trotzdem ein butterartiges Streichgefühl zu erzeugen, wurden diese Öle daher bis vor ein paar Jahren eben oft »teilgehärtet«. Dummerweise entstehen bei diesem Prozess die bereits erwähnten »Transfettsäuren«. Und die sind unstrittig gesundheitsschädlich, so sehr, dass etwa in den USA Lebensmittel, die Transfettsäuren enthalten, seit 2015 gar nicht mehr verkauft werden dürfen. Die großen Hersteller haben ihre Produktionsverfahren inzwischen geändert. Mittlerweile enthalten nur noch einige Spezialprodukte, etwa für die Blätterteigherstellung in Bäckereien und der Gastronomie, Transfettsäuren.

Doch auch so bleibt Margarine ein hoch verarbeitetes Industrieprodukt: aus Pflanzenölen, deren Ökobilanz durchaus problematisch sein kann – Stichwort Palmöl –, aus dem unschlagbar billigen Rohstoff Wasser und aus viel Chemie, oft noch angereichert mit synthetischen Vitaminen und immer gefärbt, damit sich die goldgelbe Butter-Optik einstellt. Gleichzeitig sind die Studien, die Margarine für gesundheitsförderlicher ausgeben als Butter heute eigentlich widerlegt. Aber was wir als Kinder gelernt haben, sitzt fest in unseren Köpfen: Erst in den vergangenen zehn Jahren ist der Verbrauch von Margarine in Deutschland allmählich wieder etwas gesunken.

## Die Finnen und der Fettverzicht

Dabei hätte es schon lange Daten gegeben, die anschaulich zeigen, dass Fettverzicht gesundheitlich gar nichts bringt. Etwa aus Finnland: Anfang der siebziger Jahre wies das skandinavische Land weltweit die höchste Herzinfarktrate auf. Besonders hoch war die Rate in der Provinz Nordkarelien. Deshalb startete die Regierung dort eine groß angelegte Kampagne: Die Einwohner sollten ihr Ernährungsverhalten verändern und das Rauchen aufgeben. Insbesondere der Butterkonsum sank in der nordfinnischen Provinz extrem: Schmierten sich anfangs noch 95 Prozent der Karelier Butter aufs Brot, sind es heute nur noch fünf Prozent. Die Studie wurde weltweit als Musterbeispiel für erfolgreiche Prävention vermarktet: Insgesamt seien in Folge des Programms deutlich weniger Einwohner der Region an Herzinfarkt gestorben.[53]

Das stimmt. Allerdings gab es eine Vergleichsregion: In Kuopio blieben die Menschen unberaten und aßen einfach weiter wie zuvor. Und dort sank die Herzinfarktrate sogar noch ein bisschen mehr! Und auch bei der Gesamtsterblichkeit schnitten die Einwohner von Kuopio besser ab als die ernährungsumgestellten Nordkarelier. Warum das so ist, dafür haben die Forscher bis heute keine richtige Erklärung. Sie verweisen aber darauf, dass sich die Maßnahmen in Nordkarelien ja in Finnland herumgesprochen hätten, und so womöglich auch die Finnen außerhalb der Projektregion eigenständig ihr Verhalten verändert hätten. Netter Versuch! Die Ergebnisse der Kontrollgruppe werden in vielen Artikeln trotzdem sicherheitshalber gar nicht erst erwähnt.

---

[53] http://www.ncbi.nlm.nih.gov/pubmed/7960373

Interessanterweise sind wir nach 40 Jahren fettarmer Ernährung keineswegs dünner, sondern dicker. Übrigens auch die Nordkarelier. Dort nahm, trotz Kampagne, der Anteil der stark Übergewichtigen noch zu. Der Verzicht auf Fett im Essen allein macht also ganz offensichtlich nicht schlank. Wer Fett vermeidet, isst dafür ja in der Regel etwas anderes, Kohlenhydrate zum Beispiel. Und unterm Strich möglicherweise sogar mehr Kalorien als zuvor.

## Was unser Körper schafft

Als ich 2011 gemeinsam mit Tim Mälzer für den ARD-Film über gesunde Ernährung drehte, überredete uns Professor Nawroth von der Universität Heidelberg zu einem Test: Der Fernsehkoch sollte ihn so fett bekochen, wie nur möglich, im Dienste der Wissenschaft. Zuvor, kurz nach dem Essen und am nächsten Morgen würden dem Mediziner und Mälzer Blut abgenommen. Wir wollten herausfinden, wie sich fette Nahrung in den Blutfettwerten widerspiegelt.

Tim Mälzer entschied sich für ein norddeutsches Nationalgericht, Grünkohl mit Pinkel, und sparte nicht mit Fett: ein ganzer Topf Gänseschmalz wanderte in den Kohl, außerdem feiste Würste, Speckschwarten, Schweinenacken. Pro Portion fast 3000 Kilokalorien und über 200 Gramm reines Fett – geschmeckt hat das großartig, aber damit bot diese eine Mahlzeit mehr als die dreifache Menge von dem, was die Deutsche Gesellschaft für Ernährung als tägliche Fettzufuhr empfiehlt.

Die Folgen für die Cholesterinwerte: nicht der Rede wert! Der minimale Anstieg der Blutwerte eine Stunde nach der Völlerei war am nächsten Morgen schon wieder verschwunden. Natürlich ist das keine Kost für jeden Tag – schon wegen der Kalorienmenge. Aber als gelegentlicher Festschmaus ist selbst ein solch extremes Essen für unseren Körper problemlos zu bewältigen.

Gleichzeitig ist unser Körper schwer zu überlisten: Für den gleichen Film machte Tim Mälzer einen Test an der Universität Tübingen. Im dortigen Zentrum für Ernährungsmedizin musste er zwei Mal Joghurt essen. Einmal ein Vollmilchprodukt, einmal ein fettreduziertes Joghurt. Beide Male wurde der Koch anschließend in den Kernspintomographen geschoben. Die Tübinger Forscher unter Leitung des Mediziners Professor Andreas Fritsche wollten sehen, was im Hirn geschieht, wenn wir fette oder fettreduzierte Nahrung zu uns nehmen. Das Ergebnis: Der fetthaltige Joghurt regte das Belohnungszentrum und den Hypothalamus, der den Stoffwechsel steuert, deutlich an. Bei fettarmem Joghurt fiel dieser Effekt viel schwächer aus.

Unsere evolutionären Reflexe funktionieren also noch: Essen wir reichhaltig, ist unser Körper zufrieden und verlangt nicht nach mehr. Kommt nur die Light-Variante, bleiben Zufriedenheit und Sättigung aus. Deswegen helfen Diätprodukte nur sehr begrenzt beim Abnehmen.

## Die leichte Falle

»Light« stellt im Supermarkt ein schlagendes Verkaufsargument dar. Schlank ist schön, also kommt »leicht« auf jeden Fall gut. Leider hat in diesem Bereich die EU-Health-Claims-Verordnung nur begrenzt gewirkt, denn die gesetzlichen Vorgaben sind immer noch so lax, dass sich die leichte Alternative schnell als Mogelpackung erweisen kann. Damit ein Erzeugnis mit dem Stichwort »light« werben darf, muss ein einzelner

Nährstoff – also etwa Fett oder Zucker – im Vergleich zu ähnlichen Produkten um mindestens 30 Prozent reduziert sein. Nun muss das Produkt ja aber trotzdem auch gut schmecken. Deshalb enthalten fettarme Quarkspeisen dann eben oft mehr Zucker – und die Gesamtkalorienmenge ist nur geringfügig niedriger, trotz »light«-Bezeichnung.

Im Supermarkt gehe ich deshalb auf Brennwertjagd. Ich will herausfinden, wie viel sich durch Light-Produkte einsparen lässt. Kartoffelchips, zum Beispiel, bleiben auch fettreduziert ein Snack mit Hüftgoldgarantie: 100 Gramm normale Chips liefern etwa 530 Kilokalorien, bei Light-Chips sind es immer noch 480. Vanillepudding, zubereitet mit Vollmilch, enthält pro 100-Gramm-Portion 91 Kilokalorien, das Lightprodukt kommt auf 68 Kilokalorien – und enthält, nebenbei erwähnt, sogar mehr Fett als der mit Puddingpulver selbst gekochte Nachtisch von der gleichen Firma.

Wenn Sie Ihren Cappuccino mit 100 ml fettarmer Milch trinken, haben Sie gegenüber der Vollmilchvariante gerade mal 20 Kilokalorien eingespart – das entspricht nicht mal eineinhalb Stückchen Schokolade. Richtig absurd wird es bei Knäckebrot: das Lightprodukt im Supermarktregal enthält 365 Kilokalorien pro 100 Gramm. Das normale, nicht fettreduzierte Brot direkt daneben kommt nur auf 356 Kilokalorien.

Fazit: Wer »Light«-Lebensmittel kauft, bezahlt meist das gleiche Geld für mehr Wasser und Verdickungsmittel und weniger »echten« Zutaten, bei geringfügiger Kalorienersparnis – die sich womöglich nicht bezahlt macht, weil das Hirn bemerkt, dass da nicht der wahre Genuss kam und hartnäckig weiter Hunger signalisiert. Wie gut also, dass Fett ohnehin gar nicht so ungesund ist!

# 6. Die Legende von den bösen Kohlenhydraten

Eine Freundin von mir hat deutlich abgenommen. Kleider, die seit Jahren im Kleiderschrank vor sich hin gemodert hatten, passen wieder. Sie sieht toll aus. Und sie ist sich auch ganz sicher, warum das so ist: kein Weißmehl mehr! Sie erläutert mir ihre neue Essensstrategie mit einem Beispiel: »Wenn ich früher unterwegs Hunger hatte, habe ich mir an der nächsten Tankstelle eine Leberkässemmel geholt. Jetzt habe ich immer einen Apfel in der Tasche, und wenn mich der Hunger packt, esse ich den.« Einfache Sache, oder? Vorher Kohlenhydrate, nachher Vitamine und Ballaststoffe. Klarer Beweis dafür, dass Brot irgendwie böse ist. Man könnte die Rechnung allerdings auch anders aufmachen: vorher 440 Kilokalorien für die Zwischenmahlzeit, nachher 80 – allein mit diesem Einspareffekt bei einer einzigen kleinen Mahlzeit am Tag schafft eine durchschnittlich gebaute mittelgroße Frau problemlos fünf Kilo Gewichtsverlust in drei Monaten. Es muss also nicht am Weißmehl liegen.

Was als besonders gut oder schädlich gilt, ist offenkundig ebenso Moden unterworfen wie Musik oder Schuhe. Als wir in den achtziger und neunziger Jahren panisch Fett vermieden, wäre niemand auf die Idee gekommen, das Brot unter dem Schinken oder der Halbfett-Margarine für ein Gesundheitsproblem zu halten. Der Umschwung begann mit einem Artikel im Magazin der New York Times, kurz nach der Jahrtausendwende. Unter dem Titel »Was, wenn es alles eine große, fette Lüge war?« listete der Wissenschaftsjournalist Gary Taubes akribisch auf, welche Fakten die Mär vom gefährlichen Fett widerlegten. Er feierte in seinem Artikel im Gegenzug den Erfinder der Atkins-Diät als den wahrend Heiland – die

Atkins-Diät, bei der fette Speisen im Übermaß erlaubt, dafür aber Kohlenhydrate strengstens verboten sind, garantiere eine schlanke Linie und ein langes Leben.[54] Der Platz des Oberbösewichts in Sachen Fehlernährung wurde neu besetzt, und so begann die Verteufelung der Kohlenhydrate.

In vielen Ländern der Welt bilden Kohlenhydrate aus Getreide schon seit Urzeiten die Grundlage der Nahrungsversorgung: in Afrika ein Brei aus Hirse- oder Sorghum, in Asien Reis, und in Europa oft Weizen, weil der in unseren Breiten gut gedeiht. Christen beten seit 2000 Jahren »Unser täglich Brot gib uns heute«, weil Brot schon damals als Grundlage jeglicher Ernährung galt. Die Französische Revolution eskalierte auch deshalb, weil der Brotpreis so rasant gestiegen war. Nudeln sind im Zuge der Italienreisewellen zum Standardgericht deutscher Familien geworden. Lange Zeit herrschte also Konsens darüber, dass Kohlenhydrate wertvoll und Brote hochwertige Nahrungsmittel sind. Die Deutsche Gesellschaft für Ernährung empfiehlt nach wie vor, mehr als die Hälfte der täglichen Kalorienzufuhr in Form von Kohlenhydraten zu sich zu nehmen. Eigentlich also erstaunlich, dass Kohlenhydrate es irgendwie geschafft haben, so sehr in Verruf zu geraten und den vorherigen Bösewicht Fett als Wurzel aller Probleme abzulösen.

## Wozu Kohlenhydrate?

Um besser zu verstehen, welche Funktion Kohlenhydrate in unserer Ernährung erfüllen, hilft es, sich klar zu machen, wie wir Menschen als Lebewesen funktionieren. Unser Körper

---

[54] http://www.nytimes.com/2002/07/07/magazine/what-if-it-s-all-been-a-big-fat-lie.html?pagewanted=all

verbraucht rund um die Uhr Energie, und zwar größtenteils dadurch, dass er einfach existiert – man nennt das den Grundumsatz. Atmung, Herzschlag, Regulierung der Körpertemperatur – all das verbrennt Kalorien, bei einer erwachsenen Frau um die 40 sind das alleine schon etwa 1400 Kilokalorien am Tag, ohne dass sie auch nur einen Schritt gegangen wäre.

Diesen Bedarf kann der Körper am einfachsten aus Kohlenhydraten stillen. Insbesondere für unser Gehirn sind sie eine wichtige Energiequelle. Kohlenhydrate bestehen aus Zuckermolekülen und werden in drei Gruppen eingeteilt:

▶ Einfachzucker oder Monosaccharide: die wichtigsten Vertreter dieser Gruppe sind Glukose, also Traubenzucker, und Fruktose, also Fruchtzucker.
▶ Zweifachzucker oder Disaccharide: unser klassischer Haushaltszucker gehört dazu, außerdem Malz- und Milchzucker.
▶ Mehrfachzucker oder Polysaccharide: Stärke ist ein solcher Mehrfachzucker. Diese Moleküle schmecken weniger süß als Einfach- oder Zweifachzucker.

Damit unser Organismus Kohlenhydrate verwerten kann, muss er sie zunächst in Glukose-Moleküle aufspalten. Dieser Prozess beginnt bereits im Mund. Deshalb schmecken stärkehaltige Lebensmittel wie Brot, Kartoffeln oder Reis, wenn man sie lange genug kaut, irgendwann süß – dann sind die komplexen Stärkemoleküle in Einfachzucker umgewandelt worden. Die eigentliche Zerlegung findet jedoch normalerweise im Verdauungstrakt statt, mit Hilfe von Enzymen. Das Hormon Insulin transportiert die Glukose dann übers Blut in die Körperzellen.

So weit, so simpel. Wie konnte es aber geschehen, dass eben dieser Nahrungsbestandteil, der so essentiell für unsere Energieversorgung ist, in der Wahrnehmung vieler Menschen plötzlich zur Ursache allen Übels wurde? Dass Brot plötzlich als Dickmacher Nummer eins gilt und Kohlenhydrate als Wurzel aller Zivilisationskrankheiten?

## Weizenwampenwahn

Das hat viel mit zwei Bestsellern aus den USA zu tun, die seit einiger Zeit bei uns Schlagzeilen machen. Im Februar 2013 erscheint in Deutschland das Buch »Weizenwampe«. Der Autor Willliam Davis ist Arzt – deshalb steht werbewirksam »Dr. med.« vor seinem Namen auf dem Titel. Es soll kein Zweifel aufkommen: Hier handelt es sich, trotz des flapsigen Titels, um wissenschaftliche Fakten. Und zwar darüber, so der Untertitel, »warum Weizen dick und krank macht«. Der US-Autor greift gleich im Vorwort schon in die Vollen: Weizen sei nicht nur ungesund, sondern das schädlichste Lebensmittel überhaupt.[55] Auf fast 400 Seiten jagt eine alarmistische Botschaft die nächste. Der Verzehr von Weizen ist demnach verantwortlich für Übergewicht, Diabetes, Arthrose, Herzkrankheiten, multiple Sklerose und Demenz. Das Buch ist auch drei Jahre nach seinem Erscheinen beim Online-Buchhändler Amazon einer der meistverkauften Ernährungsratgeber. Besonders überzeugend scheint vielen Lesern die Tatsache, dass der Herzspezialist unzählige Studien zitiert, die alle immer das Gleiche zu belegen scheinen: Weizen ist das pure Gift!

Vieles in dem Buch klingt überzeugend – und ist aber leider trotzdem Quatsch! In Wien sitzt die Internationale Gesellschaft für Getreidewissenschaft und -technologie, die seit 1955

---

[55] William Davis: Weizenwampe. Warum Weizen dick und krank macht, München 2013, S. 9.

als unabhängige Organisation ein Forum für Getreideexperten weltweit bietet. In deren Auftrag hat die Ernährungswissenschaftlerin Julie Jones von der St. Catherine's University im US-Bundesstaat Minnesota die schlagzeilenträchtigen Thesen von Davis auf ihren Wahrheitsgehalt überprüft und insbesondere kontrolliert, ob die Studien, die der Bestsellerautor bemüht, tatsächlich seine gewagten Thesen belegen.

Das Ergebnis ist ziemlich ernüchternd: Praktisch immer lässt Davis all das weg, was nicht zu seiner Botschaft passt, zitiert unvollständig oder kommt zu falschen Schlüssen. Zum Beispiel gleich zu Anfang: Früher, so Davis, seien Frauen gertenschlank gewesen, obwohl sie nie Sport getrieben haben – heute würden sie ständig mit ihrem Gewicht kämpfen, trotz Fitnessstudio und Aerobic-Kurs, und all das nur wegen der Weizenkleie im Müsli oder der Ciabatta zum Abendbrot … Die Schönheiten der fünfziger Jahre mit ihren Wespentaillen als Beleg für Weizen als Dickmacher? Jones schreibt dazu: »Die Schlussfolgerung, dass sich die Frauen nicht körperlich betätigten, ist nicht richtig, denn Davis erwähnt nicht, dass das Leben in den fünfziger Jahren generell körperlich anstrengender war. Zu der Zeit mussten die Frauen weitere Wege zurücklegen und körperlich im Haushalt schwerer arbeiten, was auch mehr Energie erforderte. Es gab nur wenige arbeitssparende Geräte, was bedeutet, dass die Arbeiten im und um das Haus mehr Energie verbrauchten. Man verausgabte sich beim Öffnen von Garagentoren oder Konservendosen, beim Auswringen und Aufhängen von Wäsche, beim Bügeln, Schnee schaufeln, beim Kochen und Abwaschen. Es gab kaum Aufzüge und Rolltreppen und kaum Geschirrspülmaschinen, Waschmaschinen und Wäschetrockner. Nur wenige Menschen saßen stundenlang vor dem Fernseher und niemand hatte einen Computer. Die Liste der Unterschiede ließe sich beliebig fortsetzen, würde aber hier den Rahmen sprengen.

Darum ist die Aussage, dass Frauen in den fünfziger Jahren nicht an Sportveranstaltungen teilnahmen oder regelmäßig im Park joggen gingen, zwar grundsätzlich richtig, dennoch brauchten die Frauen erheblich mehr Energie als die Frauen von heute mit ihren vorwiegend sitzenden Tätigkeiten.«[56]

Punkt für Punkt widerlegt Jones so die zentralen Botschaften aus Davis' Bestseller. Ein weiteres Beispiel: Davis beschreibt, wie seine Patienten durch den Verzicht auf Weizen von Diabetes Typ 2 geheilt wurden, Sodbrennen und Darmprobleme verschwanden sowie Gelenkschmerzen und Schlafstörungen nachließen. Er unterschlägt dabei, dass diese Beschwerden immer nachlassen, wenn jemand sein starkes Übergewicht deutlich verringert, ganz egal mit welcher Diät.

Noch irreführender sind Davis' Behauptungen in Sachen Fettverteilung: Unter Experten unbestritten ist die Tatsache, dass ein hoher Anteil an sogenanntem viszeralem Bauchfett – das ist das Fett, das sich um die Organe im Bauchraum anlagert – ein Risikofaktor etwa für Herzinfarkt ist. Davis behauptet, die Ursache dafür sei – klar – der Weizenverzehr. Jones hat sich die von ihm zitierten Studien genauer angesehen und festgestellt: Genau das belegen sie eben nicht! »Es ist bereits hinreichend dokumentiert, dass kein Lebensmittel und keine Gruppe von Lebensmitteln allein für viszerale Adipositas verantwortlich sind. Zu viele Kalorien, egal woher sie stammen, und zu wenig körperliche Bewegung führen zur Ansammlung von Eingeweidefett. Neuere Daten von Teilnehmern an der Framingham-Herz-Studie widerlegen jegliche Behauptung, dass mit dem Verzehr von Weizen viszerale Adipositas zunimmt. Stattdessen ist es so, dass diejenigen, die sich am besten an die Ernährungsempfehlungen gehalten

---

[56] Julie Jones: Wheat Belly. Eine kritische Betrachtung ausgewählter Behauptungen und Leitthesen aus dem Buch. *Cereal Technology* 2012/4, S. 178–200, hier S. 179.

haben, am wenigsten viszerale Adipositas entwickelten. Insbesondere hatten diejenigen, die zwei Portionen ausgemahlenes Getreide und drei Portionen Vollkorngetreide pro Tag verzehrten, die geringste Menge an Viszeralfett.«[57]

Weder löst Weizen Schizophrenie oder Autismus aus, noch ADHS. Weizen macht nicht süchtig und erzeugt auch bei Verzicht keine Entzugserscheinungen. Sehr schlüssig belegt die amerikanische Ernährungsforscherin, wo Davis falsch zitiert, oder schlussfolgert – allerdings eben dummerweise nur in einem Fachmagazin für Getreideexperten.

## Dumm wie Brotfeinde?

Beim zweiten Propheten weizenfreier Ernährung ist im Klappentext gleich vom »Killerkorn« die Rede: Der Neurologe David Perlmutter aus Florida stößt in seinem Buch »Dumm wie Brot« ins gleiche Horn wie Davis. Auch Perlmutter protzt mit vielen Seiten klein gedruckter Studienbelege im Anmerkungsapparat seines Buches, das in Deutschland seit 2014 die Bestsellerlisten stürmt. Zentrale These: Wir erkranken reihenweise an Alzheimer und Demenz, weil wir Weizen essen.

Praktischerweise lässt sich gleich zu Anfang des Buches das individuelle Risiko im Schnelltest ermitteln. 20 Fragen zu Ernährungsgewohnheiten später ist klar, dass ich in Kürze mit, so wörtlich, »Migräne, Krampfanfällen, Stimmungs- und Bewegungsstörungen, sexueller Dysfunktion oder ADHS – und massivem geistigem Abbau in der Zukunft«[58] zu rechnen habe, weil ich Fragen wie »ich esse Brot«, »ich trinke Frucht-

---

[57] Ebenda, S.181.

[58] Perlmutter, David: Dumm wie Brot. Wie Weizen schleichend Ihr Gehirn zerstört, München 2014, S.20 f.

saft« oder »ich esse Müsli« wahrheitsgemäß bejaht habe. Jedes kleine Kohlenhydrat bringt mich demnach der völligen Verblödung einen Schritt näher. In Perlmutters Theorie ist sogar Obst hochgefährlich für die Gesundheit, wegen des enthalten Fruchtzuckers.

Perlmutters Arztpraxis verdankt diesen gewagten Thesen goldene Zeiten: Zu ihm reisen nun Patienten aus der ganzen Welt und bezahlen viel Geld für seinen Rat – und seine hochpreisigen Nahrungsergänzungsmittel. Dafür verspricht er: »Wenn Sie sich an meine Regeln halten, werden Sie gesund sehr alt.« Nun, das hört grundsätzlich natürlich jeder gern, schade nur, dass auch hier wieder Halbwahrheiten und Fehlinterpretationen launig aufgemixt werden. Das tückische an der Erzählweise von Autoren wie Davies und Perlmutter ist die geschickte Vermischung von Fakten und Thesen.

So verweist Perlmutter in seinem ersten Kapitel auf Forscher, die Alzheimer als ähnliche Erkrankung wie Diabetes Typ 2, im Volksmund Altersdiabetes, einstufen, weil sie ebenfalls durch Fehlfunktionen im Insulinstoffwechsel beeinflusst sein könnte. Ich formuliere das bewusst so vorsichtig: Kein seriöser Forscher weltweit würde behaupten, die Ursache von Alzheimer zu kennen. Wahrscheinlich spielt eine Vielzahl von Faktoren eine Rolle, allen voran die Genetik. Tatsache ist, dass Diabetiker ein deutlich erhöhtes Demenzrisiko haben. Andere Autoren beschreiben Demenz als mögliche Begleiterscheinung einer unbehandelten Zöliakie – Menschen, die an dieser Krankheit leiden, vertragen Gluten tatsächlich nicht. Allerdings trifft dieses Schicksal weniger als ein Prozent der Deutschen.

Es gibt also unbestritten Forschungsansätze, die für Parallelen zwischen Diabetes und Alzheimer sprechen. Doch Perlmutter macht daraus ein paar Absätze weiter die Sensation, dass Alzheimer und im gleichen Zug auch noch Autismus,

ADHS und sogar Herzkrankheiten und Diabetes vermeidbar seien: durch Glutenverzicht. Diese These wird keineswegs durch die zitierten Studien untermauert, sondern lediglich durch die Geschichte zweier seiner Patientinnen, die er von Migräne und von Depressionen geheilt haben will. Aber die vielen Verweise auf Studien suggerieren geschickt, dass es in diesem Buch hoch wissenschaftlich zugeht.

Als einen Beleg dafür, dass der Verzehr von Gluten das Gehirn zerstört, nennt Perlmutter Forschungsergebnisse aus der neurologischen Abteilung der renommierten Mayo Klinik im US-Bundesstaat Minnesota. Zitat in seinem Buch: »Der Durchbruch war dann eine Sensation«.[59] Die Quellenangabe führt zu einem Artikel in den Archives of Neurology aus dem Jahr 2006.[60] Darin analysieren die Autoren Krankenakten der Mayo Klinik aus den Jahren 1970 bis 2005. In diesem Zeitraum von 35 Jahren gab es dort 13 Zöliakiepatienten, die innerhalb von zwei Jahren nach ihrer Diagnose Einschränkungen der geistigen Leistungsfähigkeit gezeigt hatten. Bei drei von ihnen verbesserten sich die kognitiven Fähigkeiten wieder, nachdem sie auf eine glutenfreie Diät gesetzt worden waren.

Zum Vergleich: Wikipedia gibt die Zahl der Patienten in der Mayo Klinik mit über einer halben Million im Jahr an. Darunter dürften zigtausende Zöliakiekranke gewesen sein. Ein Betroffener alle zwei bis drei Jahre spricht also kaum für eine Epidemie von glutenbedingten geistigen Ausfallerscheinungen. Und bei der großen Mehrheit dieser Patienten, nämlich 10 zu 3, hatte der Glutenverzicht keine positiven Folgen für das Hirn – so viel zur »Sensation«. Die Forscher von der

---

[59] Ebenda, S. 62.

[60] W. T. Hu, Cognitive Impairment and Celiac Disease, *Archives of Neurology* 2006/63, S. 1440–1446.

Mayo Klinik beurteilen das übrigens ähnlich: Sie schreiben in ihren Schlussfolgerungen, dass eine Kausalität nicht bewiesen sei, und dass ihre Hypothese durch weitere Studien überprüft werden solle.

Für Perlmutter jedoch reicht das als spektakulärer Beweis für seine These von der hirnerweichenden Wirkung des bösen Weizens. Er garniert das mit Berichten aus seiner eigenen Praxis von angeblichen Wunderheilungen unheilbarer neurologischer Erkrankungen wie dem Tourette-Syndrom – und fertig ist der superwissenschaftliche Beweis dafür, dass Brot dumm macht. Alles, was dieser Botschaft widerspricht, wird weggelassen – wer mag sich schon in Details verlieren, wenn es um die Rettung der geistigen Gesundheit geht.

## Zurück in die Steinzeit

Im Kielwasser der beiden Anti-Weizen-Bestseller boomt inzwischen die sogenannte Paleo-Bewegung. Der Name stammt vom Begriff Paläolithikum, der Altsteinzeit. In der Zeit von vor zwei Millionen bis vor 20 000 Jahren lebten in unseren Breiten die Vorfahren des Homo sapiens als Jäger und Sammler. Der Gastroenterologe Walter L. Voegtlin entwickelte schon 1975 die Theorie, dass unser Verdauungsapparat den evolutionären Sprung zur Ackerbaugesellschaft, die sich danach entwickelte, nie mitvollzogen hätte. Während also unsere Urahnen begannen, Getreide anzubauen und Brot zu essen, sei unser Körper der eines Nomaden geblieben, der am besten das vertrage, was man als Jäger und Sammler so findet: Fleisch, Fisch, Gemüse, Früchte, Nüsse. Milchprodukte fallen weg, weil ein Jäger die Tiere ja getötet hat, bevor er sie hätte melken können. Und Getreide erst recht, denn um aus den Körnern etwas Genießbares zu fabrizieren, musste der Mensch ja erst mal Kulturtechniken wie das Backen erfinden – und wo hätte der Jäger denn einen Backofen herhaben sollen?

Wieder mal liegt der Teufel im Detail: Was bestechend einfach klingt, ist leider zu einfach gedacht. Schon in der Altsteinzeit unterschied sich der Speisezettel unserer Ahnen, je nach Lebensraum, erheblich: Manche Urvölker lebten strikt vegetarisch, bei anderen war der Fischanteil extrem hoch. Die Lebensmittelchemikerin Anja Dostert beschreibt in ihrem Buch über die Geschichte der Diät recht drastisch, wie die wahre Steinzeitdiät aussah: »Unsere Ahnen aßen Gerippe, welche die Raubtiere übrig ließen. Man hatte zunächst nur Stöcke und Steine zur Verteidigung und ließ es nur selten auf eine Auseinandersetzung mit Raubtieren und Aasfressern ankommen. Man bemächtigte sich der Reste lieber klammheimlich oder verzehrte stattdessen Insekten und Kleingetier. Raupen, Regenwürmer, Insekten, Blätter, Wurzeln, Beeren und Eicheln standen auf dem Speiseplan.« Weil die Verwendung des Feuers auch erst allmählich üblich wurde, aßen die Altsteinzeitler zudem alles roh, auch Fleisch.[61] Die etwas harte Steinzeitdiät – ob sich ein Kochbuch für rohe Raupen wohl so richtig gut verkaufen würde?

Der Lebensmittelchemiker Tobias Lechler hat sich in seiner Doktorarbeit ebenfalls wissenschaftlich mit der Frage befasst. Er kommt zu dem Schluss, dass sich seriös kaum rekonstruieren lässt, was unsere Vorfahren nun wirklich gegessen haben.[62] Auch der Theorie der Steinzeitkost-Anhänger, dass unser Verdauungsapparat bis heute nicht an unsere sesshafte Lebensweise angepasst sei, widerspricht der Forscher deutlich. Im Gegenteil sei es gerade die Tatsache gewesen, dass wir Menschen in Sachen Ernährung so flexibel sein konnten,

---

[61] Dostert, a.a.O., S. 108.

[62] Tobias Lechler: Die Ernährung als Einflussfaktor auf die Evolution des Menschen, Hannover 2001, S. 141.

die dazu geführt habe, dass wir uns im Laufe der Evolution überall durchsetzen konnten.[63]

Wie bei den Weizen-Verdammungsbüchern gilt auch hier: Was nicht passt, wird eben passend gemacht! Vor einiger Zeit war der Food-Blogger Nico Richter in der Talkrunde bei Sandra Maischberger zu Gast. Der Autor des ersten deutschsprachigen Paleo-Kochbuchs durfte dort anhand von konkreten Lebensmitteln anschaulich machen, was Steinzeitmenschen und ihre Freunde essen dürfen.

Erstaunlicherweise gehörte Salami zum Nahrungsspektrum, obwohl schwer vorstellbar ist, wann und wo der Jäger und Sammler in seinem Unterstand fette Würste hätte produzieren sollen. Honig war ebenfalls erlaubt – dabei passen Bienenhaltung und Honiggewinnung auch nicht wirklich zum Lebensstil des jagenden Nomaden. Aber so ganz ohne Süßigkeiten schmeckt es dann eben selbst überzeugten Steinzeitjüngern doch nicht.

## Risiko Weizen?

Tatsache ist, dass Weizen neben Gerste die älteste Getreideart ist, die wir Menschen kennen und nutzen. Nach Mais und Reis landet Weizen laut Zahlen der Welternährungsorganisation FAO auf dem dritten Platz der am häufigsten angebauten Getreidesorten weltweit. Für die Ernährung der stetig wachsenden Menschheit wäre es also ziemlich fatal, wenn Weizen uns tatsächlich so massiv schaden würde.

Gut also, dass das auch gar nicht so ist. Kritiker wie Weizenwampen-Autor Davis behaupten zwar ausdauernd, dass unsere heutigen Getreidesorten »überzüchtet« seien. In den

---

[63] Ebenda, S. 184.

Köpfen vieler Verbraucher entstand so die Sorge, dass wir heutzutage Getreidespielarten aufgetischt bekommen, die irgendwie degeneriert sind. Tatsächlich sind generell alle Kulturpflanzen, die heute als Lebensmittel genutzt werden, in irgendeiner Form das Resultat von vielen tausend Jahren Pflanzenzucht. Seit der Jungsteinzeit hat der Mensch ausprobiert, was wo besonders gut wächst. Er hat versucht, den Ertrag seiner Erzeugnisse zu steigern. Der amerikanische Agrarwissenschaftler Norman Borlaug erhielt 1970 sogar den Friedensnobelpreis dafür, dass es ihm gelungen war, einen Weizen zu züchten, der dank seines kurzen und kompakten Halms besonders schwere Ähren tragen konnte, ohne abzuknicken. Mit diesem ertragreichen Mexiko-Weizen wurden Millionen Menschen in Entwicklungsländern vor dem Hungertod bewahrt.

Zucht an sich ist nichts Schlechtes – und zahlreiche völlig unverdächtige Feldfrüchte sind nicht besonders alt: Zucchini wurden aus Gartenkürbissen gezüchtet. Ihre Urformen gibt es erst seit dem 17. Jahrhundert. Die Gartenerdbeere, wie wir sie kennen, hat mit den wilden Sorten nur noch wenig gemein und entstand erst im 18. Jahrhundert.

Ein weiteres gerne bemühtes Argument gegen Weizen ist die Angst, es mit genmanipulierter Ware zu tun zu haben. Auch Davis schürt diese Furcht und legt noch einen drauf: Die heute üblichen Sorten seien trotz erheblicher Veränderungen nie an Mensch und Tier getestet worden.[64] Das klingt bedrohlich, ist aber eigentlich völlig normal: Lebensmittel müssen, anders als Medikamente, nicht eigens zugelassen werden.

Um zu verstehen, warum das nicht schlimm, sondern völlig in Ordnung ist, müssen wir uns kurz etwas mit Bio-

---

[64] Davis, a.a.O., S. 47.

logie befassen: Es gibt nämlich einen ganz entscheidenden Unterschied zwischen Zucht und Genmanipulation, den die Ernährungswissenschaftlerin Julie Jones in ihrem Artikel erklärt: »Pflanzen können nur solche Proteine bilden, für die sie auch den entsprechenden DNA-Code besitzen. Die Herstellung eines einzigartigen Proteins erfordert eine Mutation der DNA oder RNA. Durch Umwelteinflüsse kann die Ausprägung bestimmter Proteine bewirkt oder verhindert werden, aber es können keine Proteine kodiert werden, die nicht im Genom enthalten sind. Daher kann eine Hybridisierung des Weizens auch keine einzigartigen Proteine hervorrufen.«[65] Tatsächlich sind alle Weizensorten, die weltweit angebaut werden, durch herkömmliche Zuchtmethoden entstanden. Es gibt keine einzige genmanipulierte Sorte, die für den kommerziellen Anbau zugelassen wäre.

Trotzdem hat die Weizenpanik Folgen, die sich mittlerweile auch wirtschaftlich bemerkbar machen. In München hat die Hofpfisterei ihren Sitz. Eine handwerklich arbeitende Großbäckerei, die in Deutschland zu den Marktführern bei Bio-Brot gehört. Noch näher am Urprodukt Brot kann man fast nicht backen: Verwendet werden nur Zutaten von handverlesenen ökologischen Landwirten. Keine Zusatzstoffe, nicht mal die, die die EU-Bio-Verordnung erlauben würde. Natursauerteige, die viel Zeit zum Gehen bekommen. Handarbeit von Profibäckern, die an jeder Stelle in den Prozess eingreifen können, um ein möglichst hochwertiges Brot zu erzeugen.

Irgendwann musste Marketingchef Friedbert Förster dennoch feststellen, dass die Weizenbrote wie Blei in den Regalen lagen. »Leider hat sich gezeigt, dass einige unserer Kunden so

---

[65] Jones, a.a.O., S. 187.

verängstigt waren durch diese Berichte, dass sie auf unseren Weizenlaib verzichtet haben, dass sie auf Semmeln, die ja ausschließlich aus Weizen gebacken werden, verzichtet haben. Sie sind zum Teil ausgewichen auf andere Brotsorten, sind aber auch ferngeblieben«, stellte er fest. Die Firma hat reagiert und ein Dinkel-Hirse-Brot entwickelt, das die Umsatzlücke füllen konnte. Viele Bäckereien haben mittlerweile ebenfalls Dinkelbrote im Angebot, weil die verunsicherte Kundschaft da lieber zugreift.

Im Zusammenhang mit Dinkel fällt oft der Begriff »Urweizen«, um den es sich bei diesem Getreide angeblich handle. Klingt schön – stimmt aber nicht. Tatsächlich ist Dinkel wohl eine Mutation des ursprünglichen Hartweizens – er ist also jünger, womöglich sogar das Resultat von frühen – da ist es wieder, das böse Wort! – Zuchtversuchen steinzeitlicher Bauern. Der Anbau ging im 20. Jahrhundert zurück, weil die Erträge des Getreides so viel schlechter waren als die von Weizen. Dinkelmehl ist schwieriger zu verarbeiten, weil der Teig reißempfindlicher ist. Gebäck aus Dinkelmehl wird zudem viel schneller trocken und hart.

Aber es scheint so zu sein, dass genau das beim Konsumenten ein wohliges Gefühl auslöst: Was irgendwie ein bisschen unwirtschaftlich ist, steht nicht unter dem Generalverdacht, von einer profitgierigen Industrie zu unserem Schaden erzeugt worden zu sein. Also boomen Dinkelbrote, auch wenn Hofpfisterei-Manager Förster das nicht ganz versteht: »Rational kann man diese Situation eigentlich nicht begründen. Da geht es nur um Psychologie.« Dinkel ist nicht resistenter gegen Krankheiten als Weizen, und natürlich wird auch bei Dinkel weitergezüchtet: Das Hauptziel von Forschern im Moment ist es, den Erfolg aus der Weizenzucht auch beim Dinkel zu wiederholen und die Halme kürzer und standfester zu bekommen.

Die Angst vor Kohlenhydraten im Allgemeinen und Weizen im Besonderen ist ein besonders prägnantes Beispiel dafür, wie unsere Haltung zu Lebensmitteln weniger von Fakten als von gefühlten Wahrheiten geprägt wird. Das Dauertrommelfeuer einschlägiger Bestseller hat dazu geführt, dass immer mehr Deutsche Brot mit ähnlich schlechtem Gewissen essen, wie sie Alkohol trinken oder Zigaretten rauchen.

## Warum Low Carb nicht schlanker macht

Dabei ist der Energiegehalt von kohlenhydratreichen Lebensmitteln, die aus Mehrfachzuckern bestehen, wie etwa Brot, Kartoffeln, Nudeln oder Reis, gar nicht so besonders hoch: Zur Kalorienbombe wird etwa Pasta erst durch schwere Sahnesaucen und die Brotscheibe erst dank der dick aufgestrichenen Leberwurst. Eine 250-Gramm-Portion Salzkartoffeln ist mit nur 170 Kilokalorien sogar eine regelrechte Diät-Mahlzeit. Die gleiche Menge mageres Putenfleisch liefert doppelt so viel Energie.

Trotzdem ist der Verzicht auf Kohlenhydrate im Moment ungeheuer populär bei allen, die lästige Pfunde verlieren wollen. Der Erste, der mit einer sogenannten Low-Carb-Diät Furore machte, war der US-Mediziner Robert Atkins in den siebziger Jahren. Doch wie sieht es hier mit den Fakten aus? 2003 veröffentlichte eine renommierte amerikanische Fachzeitschrift eine systematische Datenauswertung von 96 Studien, die sich mit der Wirksamkeit von Diäten mit geringem Kohlenhydratanteil befasst hatte. Fazit der Forscher: Die Datenlage reicht nicht aus, um eine fundierte Empfehlung für oder gegen kohlenhydratreduzierte Diäten auszusprechen. Die Wissenschaftler schlossen aber auch, dass der Gewichtsverlust durchgängig eher im Zusammenhang mit Kalorienreduktion und Dauer der Diät stand als mit dem Verzicht auf Kohlenhydrate.[66]

Generell gilt wohl, was immer für alle Diäten gilt: Beim Abnehmen hilft alles, was zur Mengenreduktion beiträgt. Wer Nudeln liebt und bei Spaghetti so richtig reinhaut, isst möglicherweise automatisch weniger, wenn es stattdessen Salat mit Hühnerbrust gibt. Ich zum Beispiel bin süchtig nach Käsebrot und kann mich bei besonders knusprigem, frischem Brot kaum zügeln. Esse ich stattdessen einen Apfel, ist meine Lust längst nicht so stark, gleich noch drei weitere Äpfel zu essen. Wer mit einer Low-Carb-Diät abnimmt, profitiert also mit hoher Wahrscheinlichkeit vorwiegend davon, dass er schlicht weniger isst.

Ein neuerdings modernes Schlagwort in diesem Zusammenhang ist der Glykämische Index, populär geworden unter dem griffigeren Titel Glyx. Entsprechende Diätbücher gehören zu den aktuellen Verkaufsschlagern der Branche. Der Verzehr von Lebensmitteln mit niedrigem glykämischem Index soll nicht nur schlank machen, ohne dass man Kalorien zählen müsste, was ja immer höchst verführerisch klingt. Mit Hilfe der Glyx-Diät sollen sich auch die Blutfettwerte verbessern und die gefürchtete Insulinresistenz verhindern lassen, die ein Maß für Diabetes-Gefährdung ist.

Der Glykämische Index gibt die blutzuckersteigernde Wirkung bestimmter Lebensmittel an. Damit sind auch bei der Glyx-Diät und ihren Verwandten Kohlenhydrate per se das Urböse, denn deren glykämischer Index ist, mit Ausnahme von Vollkornprodukten, immer recht hoch. An der Harvard Universität wurde 2014 untersucht, ob sich Low-Carb-Diäten und Konzepte, bei denen der Glykämische Index im Mittel-

---

[66] Dena M. Bravata et al: Efficacy and Safety of Low-Carbohydrate Diets. A Systematic Review. *Journal of the American Medical Association* 2003/289(14).

punkt steht, positiv auf Gewicht, Blutdruck und Laborwerte auswirken. Zwei Jahre lang erprobten 163 übergewichtige Probanden vier verschiedene Diät-Prinzipien, mit besonders hohem oder niedrigem Kohlenhydratgehalt, und mit besonders hohem und niedrigem Glyx-Index. Die Antwort: Kein Vorteil von Glyx-Diäten gegenüber anderen Diäten. Schlicht und ergreifend. Es ist egal, wie sich die Diät zusammensetzt. Entscheidend ist immer nur die Kalorienmenge.[67]

Schwedische Forscher haben in einer sehr großflächigen Studie dafür aber festgestellt, dass der konsequente Verzicht auf Kohlenhydrate langfristig sogar ein echtes Gesundheitsrisiko darstellen könnte. In Uppsala wurden fast 44 000 Frauen zwischen 30 und 49 Jahren seit 1991 über eineinhalb Jahrzehnte hinweg intensiv befragt und untersucht – Frauen in einer Altersgruppe also, in der der Kampf mit lästigen Pfunden zu den typischen Problemen gehört. Viele dieser Frauen lösten das Problem durch Weglassen von Kohlenhydraten – genau in diesem Zeitraum wurden die Low-Carb-Diäten gerade populär.

Als die Forscher 2012 Bilanz zogen, litten ausgerechnet die Frauen, die ihren Verzehr an Kohlenhydraten reduziert hatten, signifikant häufiger an Herz-Kreislauf-Erkrankungen als ihre Geschlechtsgenossinnen, die ganz normal gegessen hatten. Was eigentlich gesünder machen sollte, war in Wahrheit ein Risikofaktor geworden.[68]

Meine Freundin hat ihre kohlenhydratfreie Ernährungsweise übrigens wieder aufgegeben – weil sie langfristig doch nicht den gewünschten Effekt hatte: Nach zwei Jahren wog sie etwas mehr als zuvor, obwohl sie immer noch sparsam mit

---

[67] http://jama.jamanetwork.com/article.aspx?articleid=2040224

[68] http://www.bmj.com/content/344/bmj.e4026

Weißmehlprodukten umging – der Jojo-Effekt hatte zugeschlagen. Eine ernüchternde Erfahrung. Dennoch beteuert sie noch immer, dass sie sich in ihren weizenarmen Zeiten körperlich viel besser gefühlt habe. Vielleicht ist auch dafür die Erklärung ganz einfach: Wer sich schön findet, ist gut gelaunt. Wem alle Kleider plötzlich wieder besser passen, der hat ein Erfolgserlebnis, bei jedem Blick in den Spiegel. Psyche und Körper hängen eng zusammen. Was auf den ersten Blick wie das körperliche Resultat einer Nahrungsumstellung wirkt, findet vielleicht tatsächlich vor allem im Kopf statt.

# 7. Voll daneben – warum Vollkorn gar nicht so vollwertig ist

Als mein Sohn geboren wurde, waren Kindergartenplätze in München Mangelware. Wir haben deshalb gemeinsam mit anderen Eltern eine Elterninitiative gegründet. Fortan diskutierten wir intensiv pädagogische Konzepte und Abläufe des Kindergartenalltags. Besonders hoch ging es beim Thema Ernährung her. Aus Misstrauen gegenüber professionellen Caterern stand schnell fest, dass wir unseren Nachwuchs abwechselnd selbst bekochen würden. Aber wie sollte der Speiseplan aussehen? Muss es unbedingt Bio-Fleisch sein? Soll es überhaupt Fleisch geben? Gibt es Getränke vor, während oder nach der Mahlzeit? Wie viel Zucker darf in Desserts? Nur eine Frage war überhaupt nicht strittig: dass bei Nudeln, Brot und Co selbstverständlich nur Vollkornprodukte auf den Tisch kommen werden.

Vollkorn gilt vielen als Inbegriff des Gesunden. »Weißmehl« ist in bestimmten Kreisen fast schon ein Schimpfwort. Als ich kürzlich eine Umfrage zum Thema gesunde Ernährung gedreht habe, war »Vollkorn, natürlich« die häufigste Äußerung. Verschämt gestanden mir Befragte, dass sie gelegentlich mal ein Baguette »naschen« würden, als Belohnung sozusagen. Findige Bäcker färben mittlerweile helle Brotteige mit Zuckercouleur dunkler, weil ihr Produkt so beim Kunden besser ankommt. Müsli gilt als das viel bessere Frühstück, verglichen mit einem Marmeladencroissant oder einer Butterbrezel. Und bräunlich schimmernde Vollkornnudeln werden mittlerweile in jedem Supermarkt verkauft. Aber sind Lebensmittel aus vollem Korn tatsächlich besser für unsere Gesundheit? Profitieren wir wirklich davon, auch die Hülle von Körnern zu verzehren, und nicht nur den Kern?

## Voll gesund?

Unter den Müttern in unserer Elterninitiative war eine gebürtige Italienerin. Als sie die Nachricht erreichte, dass sie Vollkornnudeln kochen sollte, trat sie in den Streik. »So etwas gibt es in meiner Küche nicht!«, erklärte sie mit Entsetzen in der Stimme. »Bei mir zu Hause isst niemand jemals Vollkornkram, und allen geht es bestens!«

Ich habe damals massiv mit ihr sympathisiert. Ganz ehrlich: Mir hat Weißbrot immer schon besser geschmeckt. Vor den Vollkornspätzle beherzter Reformhauskunden hatte ich als gebürtige Schwäbin immer ein bisschen Angst: Vollkornmehl macht mein Nationalgericht viel schwerer und kompakter. Ich liebe Pasta. Aber Vollkornnudeln?

Trotzdem: Die Studienlage scheint auf den ersten Blick vollkommen klar. Renommierte Ernährungsexperten weltweit erklären einmütig, dass Vollkornprodukte unverzichtbar seien, bei der Prävention von Diabetes und Herz-Kreislauf-Erkrankungen. In diesem Zusammenhang ist dann aber doch seltsam, dass es viele Länder gibt, wo traditionell überhaupt keine Vollkornprodukte auf den Tisch kommen. Interessanterweise sind das ausgerechnet jene Länder, deren Küche unter dem Namen »Mittelmeerdiät« sonst als besonders empfehlenswertes Ernährungsvorbild dargestellt wird: Italien zum Beispiel oder Griechenland. Versuchen Sie mal, in einer italienischen Bäckerei ein dunkles Brot zu kaufen – das kann ein schwieriges Unterfangen werden, und die Bäckerin wird auch kaum verstehen, warum Sie das überhaupt wollen. Nudeln, das Nationalgericht schlechthin, bestehen aus Weizengries und sind in ihrer Vollkornvariante südlich der Alpen komplett ungebräuchlich. In Griechenland wird viel Brot gegessen, praktisch immer in Form von Fladen aus weißem Mehl – und dennoch erkranken die Italiener und Griechen nicht häufiger an jenen Krankheiten, zu deren Verhinderung angeblich Vollkornprodukte unverzichtbar sein sollen. Ähnliches gilt für die Franzosen – Baguette, Baguette und Baguette … – oder die Spanier. Wie kommen dann die Studienergebnisse zustande, die immer wieder nachweisen wollen, dass Vollkornverzehr gesünder macht?

## Evidenz statt Mythos

Wieder einmal sind wir beim Thema Studien und ihre Aussagekraft: 1993 gründete der britische Mediziner Archie Cochrane ein Netzwerk, das sich mit sogenannter evidenzbasierter Medizin beschäftigt. Unter dem Dach der Cochrane Collaboration erarbeiten Ärzte und Wissenschaftler aus der ganzen Welt systematische Übersichtsarbeiten zu medizinischen Fragestellungen. Ziel ist es, die Qualität vorhandener Studien einzuordnen und deren Ergebnisse miteinander in Bezug zu setzen. Um maximale Unabhängigkeit sicherzustellen, finden diese Studien stets ohne Finanzmittel der Lebensmittel- oder Pharmaindustrie statt. Cochrane-Reviews sind also das Solideste, was die Forschung zu bieten hat.

2007 nahm sich ein internationales Forscherteam der Cochrane Collaboration das Thema Vollkornkost im Zusammenhang mit der Prävention von Herz-Kreislauf-Erkrankungen vor.[69] Es analysierte Veröffentlichungen in den wichtigsten Fachzeitschriften von 1966 bis 2005. Die Forscher fanden eine große Masse von Beobachtungsstudien mit den vielen methodischen Mängeln, die solche Studien, wie weiter vorne schon ausführlich geschildert, aufweisen. Daneben erfüllten nur zehn Studien überhaupt die Kriterien, die notwendig sind, um zu seriösen wissenschaftlichen Erkenntnissen zu kommen: Interventionsstudien, mit zufällig auf Gruppen verteilten Teilnehmern.

Diese zehn Studien wiederum untersuchten nicht etwa einen möglichen Zusammenhang zwischen Vollkornverzehr und tatsächlichen Erkrankungen oder gar Todesfällen, sondern nur, ob sich Risikofaktoren für Herz-Kreislauf-Erkrankungen in diesem Zeitraum veränderten, wie etwa der Cholesterinspiegel im Blut. Kein Wunder: Der Untersuchungszeitraum beschränkte sich in allen Fällen auf sehr kurze vier bis acht Wochen. Die Forscher bemängelten zudem, dass die meisten dieser Studien, die die segenreiche Wirkung von Vollkornprodukten priesen, ausgerechnet von Herstellern dieser Produkte finanziert waren.

Fazit der Autoren der Cochrane-Studie: »Die positiven Ergebnisse dieser Studien sollten vorsichtig interpretiert werden.« Und weiter: »Wir haben keine Studie gefunden, die einen präventiven Effekt von Vollkornnahrung oder -diäten

---

[69] http://onlinelibrary.wiley.com/doi/10.1002/14651858.CD005051.pub2/abstract;j-sessionid=17E84B022382AF8CFDF9007AEA70A9A4.f03

auf das Auftreten von Todesfällen durch Herz-Kreislauf-Erkrankungen zeigen würde.« Es gebe einen dringenden Bedarf, so das Team, das Thema solide und umfassend zu erforschen. Eine solche Studie aber, die ja einen langfristigen Eingriff in die Ernährung von großen Probandengruppen, idealerweise über Jahre, erfordern würde, sprengt in der Regel die Budgets geeigneter Forschungseinrichtungen. Und so bleibt es bei einer gefühlten Wahrheit, ohne wirklich harte Belege. Angesichts der vielen herzgesunden Südeuropäer mit ihrer Leidenschaft für Weißbrot spricht aus meiner Sicht viel dafür, dass der Nutzen von Vollkorn nicht so groß sein kann.

## Zwei Fronten eines Glaubenskrieges

Für die Anhänger der Steinzeit-Diät sind solche Erkenntnisse natürlich ein Fest – alle Getreideprodukte sind aus ihrer Sicht schlecht, und Vollkorn natürlich auch. Im Internet finden sich zahlreiche Seiten, auf denen von Giften in der Körnerhülle die Rede ist, die angeblich das Korn vor gefräßigen Insekten bewahren sollen und für Menschen schwer verträglich seien. In Foren liefern sich Anhänger beider Ernährungsreligionen ausdauernde Gefechte rund um die Frage, womit man sich gesund oder krank isst.

Klar ist: Zu dem Zeitpunkt, an dem wir in der Jungsteinzeit anfingen, Getreide zu Brot zu verarbeiten, war die Verwendung des vollen Korns der Normalfall. Dass sich die Menschheit in der Folgezeit erfolgreich behauptet hat, ist ein Beleg dafür, dass der Verzehr von vollem Korn schon mal nicht allzu gefährlich sein kann.

Über viele Jahrtausende entwickelten unsere Vorfahren Rezepturen, mit denen man aus den nährstoffreichen Körnern möglichst bekömmliche Lebensmittel herstellen kann.

Dabei spielt die Methode, Brot aus Sauerteig zu backen, eine wichtige Rolle. Ein traditionell gerührter Sauerteig, der einen ganzen Tag und eine Nacht lang reifen darf, gibt dem Getreide genügend Zeit, um aufzuquellen und die Inhaltsstoffe im Korn aufzuschließen.

Schon in der Antike wurde Mehl mit Netzen gesiebt, um zumindest einen Teil der Kleie, also der Schale des Korns, und der Keime zu entfernen und damit ein feineres Brot backen zu können. Erst mit Beginn der Industrialisierung jedoch wurden Verfahren entwickelt, die das Abtrennen von Keim und Kleie im großen Maßstab ermöglicht haben. Das so entstandene Weißmehl war natürlich teurer – weil Teile des Korns entfernt wurden, gewann man aus der gleichen Menge Getreide weniger Mehl. Andererseits verlieh es Backwaren eine weichere Konsistenz und eine röschere Kruste – und Backwaren aus raffiniertem Mehl waren deutlich länger haltbar. Damit entstand eine Zweiteilung des Marktes: Wer es sich leisten konnte, aß Weißbrot, Vollkornbrot galt als weniger vornehm.

Heute ist Brot meist ein High-Tech-Produkt, designt von findigen Lebensmittelchemikern, die vor allem daran arbeiten, die Faktoren zu eliminieren, die die Brotherstellung teuer machen: Zeit und Personaleinsatz. Mit Triebmitteln und Enzymen wird der Vorgang der Teigreifung beschleunigt und der Luftanteil in Backwaren erhöht. Wohlgemerkt: Das gilt für Vollkorn- und Nichtvollkorn-Produkte gleichermaßen.

Selbst das Label »Sauerteig« garantiert nicht, dass Sie ein handwerklich gefertigtes Brot im Einkaufskorb haben. Ein Natursauerteig lebt. Mikroorganismen schließen die Randschichten der Getreidekörner auf und machen die darin enthaltenen Nährstoffe für unseren Stoffwechsel verwertbar. Wegen dieser Kleinstlebewesen jedoch ist Natursauer empfindlich – die Teigbereitung verlangt neben Zeit viel Fingerspitzengefühl und Erfahrung. Deshalb hat die Backindustrie den Kunstsauer erfunden: eine Mixtur aus Salzen der Milchsäure und der Zitronensäure, Emulgatoren, Phosphaten, Kalziumsulfat und einem Konservierungsmittel. Idiotensicher in der Handhabung, mit Gehzeiten von maximal zwei bis drei Stunden. Das Ergebnis sieht ähnlich aus wie ein Natursauerteigbrot, es schmeckt sogar ganz ähnlich – aber für unseren Verdauungsapparat ist dieses Brot etwas gänzlich anderes.

Alle Deutschen, die die DDR noch aus eigener Anschauung kennen, haben diesen Wandel übrigens live miterleben können. Im real existierenden Sozialismus gab es viele der High-Tech-Zutaten, mit denen westdeutsche Bäcker ihre Backwaren aufpeppten, schlicht nicht. Ost-Brötchen waren kleiner und fester, dafür aber frei von Enzymen und anderen Zaubermittelchen der Industrie. Zeit war kein Problem, Arbeitskräfte waren billig und reichlich vorhanden, es wurde also sehr traditionell und naturnah gebacken. Nach dem Mauerfall überschwemmten Handelsvertreter die neuen Bundesländer mit ihren Wunderbackmischungen. Ich habe in den neunziger Jahren eine zeitlang in Dresden gelebt und erinnere mich gut an Gespräche mit enttäuschten Einheimischen, die ihren guten alten Schrippen nachtrauerten. Mittlerweile ist der Begriff DDR-Brötchen bei Bäckern in Thüringen oder Sachsen ein Werbeargument: Er soll signalisieren, dass hier nur mit den Zutaten gebacken wird, die ursprünglich in ein Brötchen gehörten, nämlich Wasser, Mehl, Hefe, Salz, Weizenbackmalz – und viel Zeit.

Möglicherweise ist deshalb die relevante Frage gar nicht, ob Weißbrot ungesünder oder gesünder ist als Vollkornbrot. Viel spannender ist, was mein Bäcker in seiner Backstube eigentlich mit dem Brotteig anstellt. Ob er mit Industriebackmischungen arbeitet, wo praktischerweise der ganze Chemiebaukasten schon mit untergemischt ist. Ob die

Brotfabrik dem Teig Zeit lässt, zu gehen, oder ob die Reifung mit Beschleunigern vorangetrieben wird. Ob in der Bäckerei überhaupt selbst gebacken wird, oder ob hier nur vorgebackene Tiefkühlprodukte ein paar Minuten lang aufgewärmt werden. Stolze 200 Zusatz- und Hilfsstoffe sind in der EU beim Backen erlaubt: für ein Lebensmittel, für das man, traditionell erzeugt, eben eigentlich nur Wasser, Salz, Mehl und Sauerteig oder Hefe benötigt.

Verstehen Sie mich nicht falsch: Auch moderne Industriebrote müssen nicht zwingend ungesund sein. Generell sind Lebensmittel bei uns in Deutschland extrem streng kontrolliert. Was verkauft werden darf, macht Sie mit hoher Sicherheit nicht krank. Die Turbobrote, egal ob Vollkorn oder nicht, schmecken nur oft weniger gut. Und manchem verursachen sie vielleicht sogar Verdauungsbeschwerden – unsere Vorfahren haben sich nämlich etwas dabei gedacht, als sie ihre traditionellen Methoden der Broterstellung entwickelten.

## Im Dickicht der Studien

Als ich gemeinsam mit Tim Mälzer an der Fernsehdokumentation über gesunde Ernährung arbeitete, drehten wir auch ein paar Tage an der Universitätsklinik Tübingen. Der Mediziner Andreas Fritsche hatte dort gerade eine Studie fertiggestellt, in der es um den Zusammenhang zwischen Vollkornprodukten und dem Diabetes-2-Risiko ging.[70] Nach der Analyse von mehreren Tausend Fallbeispielen kam er zu dem Schluss, dass es von einer bestimmten genetischen Disposition abhängt, ob Vollkornprodukte etwa beim Abnehmen helfen oder nicht.

---

[70] http://journals.cambridge.org/action/displayAbstract?fromPage=online&aid=3870240&fileId=S0007114508020369

Er schließt Folgendes: »Das bedeutet also, wir brauchen nicht alle Menschen zwingen, Vollkornbrot zu essen, manchen nützt es, aber vielen auch nicht.« Der Diabetes-Fachmann untersuchte damals Mälzers DNA-Profil. Er gehörte zu jener Gruppe, die aufgrund ihrer Gene nicht von Vollkornkost profitiert. »Wenn Ihnen Vollkornbrot schmeckt, essen Sie so viel Sie wollen, aber es nutzt Ihnen bezüglich der Gewichtsabnahme nicht besonders«, lautete entsprechend sein Rat.

Das bedeutet nicht, dass nun jeder vor dem Gang in die Bäckerei eine DNA-Analyse vornehmen muss. Aber oft liefern persönliche Vorlieben laut Professor Fritsche brauchbare Hinweise darauf, was unserem Körper guttut. Etwa im Fall meiner Familie: mein Vater, ich, mein Sohn – alle sind wir keine Vollkornfans. »Da ist gut vorstellbar, dass Sie ebenfalls diese genetische Disposition haben«, findet Fritzsche. Auch in Sachen Verdauung sieht der Mediziner keine klaren Argumente für Vollkorn: »Die Verdauung hängt viel eher davon ab, ob ich zum Beispiel genügend Flüssigkeit zu mir nehme und ob ich mich ausreichend bewege. Da spielt jetzt die Frage, ob ich mehr Vollkorn esse oder nicht, eine geringe Rolle.«

Im Januar 2015 hat die renommierte Harvard Universität mit einer neuen Studie Furore gemacht: Diesmal sei nun aber endgültig erwiesen, dass Vollkornesser länger leben.[71] Über einen Zeitraum von 25 Jahren sei die Sterblichkeit bei jenen Studienteilnehmern, die eine 28-Gramm-Portion Vollkornnahrung pro Tag gegessen hätten – das entspricht einer Scheibe Vollkornbrot – um fünf Prozent gesunken.

Ich verzichte jetzt darauf, ein weiteres Mal kompliziert vorzurechnen, was das tatsächlich bedeutet. Wieder haben wir es mit einer Beobachtungsstudie, mit den vielen möglichen Fehlerquellen zu tun, die diese Art Studie mit sich

---

[71] http://archinte.jamanetwork.com/article.aspx?articleid=2087877&resultClick=3

bringt. Noch komplizierter: Die Forscher erklärten, dass der positive Effekt sich vorrangig auf die Kleie bezogen hätte, nicht jedoch auf den Keim. Und an Krebs starben gemäß den Studienerkenntnissen genauso viele Vollkornesser wie Weißbrotfans, obwohl doch vorher so viele Studien immer wieder herausgefunden haben wollten, dass das Darmkrebsrisiko durch Vollkornverzehr sinke.

Die Studienlage bleibt verwirrend. Wenn Sie auf der sicheren Seite sein wollen: Ein Löffel Haferkleie kann vermutlich nicht schaden. Am besten aber essen Sie einfach das, worauf Sie Appetit haben!

Bei mir hatten meine Recherchen übrigens einen ganz eigentümlichen Effekt: Seit ich vom Dogma »Du! Musst! Unbedingt! Vollkornbrot! Essen!« befreit bin, habe ich manchmal richtig Lust auf ein dunkles Brot mit vollen Körnern. Alles eine Frage der Psychologie.

# 8. »Fünf am Tag« und andere Märchen – wie die Pharmaindustrie den Vitaminmangel erfunden hat

Vitaminreiche Ernährung gilt bei uns als der Inbegriff des Gesunden: Wer Obst und Gemüse isst, scheint grundsätzlich alles richtig zu machen. Deshalb fiel die legendäre »Fünf am Tag«-Kampagne auf so fruchtbaren Boden: Fünf faustgroße Portionen Obst und Gemüse sollen angeblich dafür sorgen, dass sich der generelle Gesundheitszustand der Bevölkerung verbessert.

Initiator dieser Initiative war in den 1990er Jahren das nationale Krebsforschungsinstitut der USA. Dort war man davon überzeugt, dass ein erhöhter Verzehr von Obst und

Gemüse Krebserkrankungen verhindern und so den Gesundheitszustand der Bevölkerung verbessern könne. In Deutschland existiert seit dem Jahr 2000 der Verein »Fünf am Tag e.V.«, finanziert unter anderem durch Fördermittel der EU, der in enger Zusammenarbeit mit der deutschen Gesellschaft für Ernährung dafür sorgen will, dass wir mindestens 400 Gramm Grünzeug pro Tag verputzen.

Auf der Homepage der Deutschen Gesellschaft für Ernährung (DGE) wird die Fünf-am-Tag-Kampagne massiv beworben: »Ein hoher Konsum von Gemüse und Obst verbessert den Gesundheitsstatus und kann das Risiko für Krebs und Herz-Kreislauf-Krankheiten senken. Das bestätigen zahlreiche Studien.«[72] Nun, wie wir in einem früheren Kapitel gesehen haben, bestätigen aber werthaltige Studien das eben gerade nicht. Wenn man sich die Mühe macht, auf der Seite der DGE in die Tiefe zu gehen und die wissenschaftliche Stellungnahme der DGE zu Gemüse und Ost durchforstet, dann stößt man auf Seite 24 des Dokuments darauf, dass diese Tatsache auch der DGE bekannt ist. Dort heißt es: »In allen Studien waren die Absenkungen des Erkrankungsrisikos über den untersuchten Bereich des Verzehrs gering. Dabei ist zudem zu berücksichtigen, dass diese Risikoreduktion im Wesentlichen auf Krebsformen zurückgeht, die mit dem Rauchen in Verbindung stehen. Daher ist unklar, ob es sich um eine tatsächliche Risikoreduktion bei einem Lebensstil, der mit einer starken Belastung mit Karzinogenen einhergeht, handelt oder ob die Risikoreduktion auf eine mangelnde statistische Kontrolle des Rauchfaktors zurückgeht.«[73]

---

[72] https://www.dge.de/ernaehrungspraxis/vollwertige-ernaehrung/5-am-tag/

[73] https://www.dge.de/fileadmin/public/doc/ws/stellungnahme/DGE-Stellungnahme-Gemuese-Obst-2012.pdf, S. 24.

Vor diesem Hintergrund kann man zumindest die Frage stellen, warum eigentlich öffentliche Gelder dafür verwandt werden, Werbung für den Verzehr von Obst und Gemüse zu machen, wenn doch der gesundheitliche Nutzen dieser Ernährungsweise gar nicht wissenschaftlich belegt ist. Bei aller Sympathie für Gemüsebauern vom Bodensee oder Apfelerzeuger aus dem Alten Land: Mit der gleichen Berechtigung könnten die Hersteller von praktisch jedem Lebensmittel eine eigene Kampagne verlangen.

Spannend ist auch die Liste der Förderer: Zu den Wirtschaftspartnern des Vereins zählen unter anderem die ganz Großen im Import-Export-Geschäft mit Obst und Gemüse, etwa die »Chiquita Banana Company« oder »Dole Europe«, und Handelsriesen wie Lidl und REWE. Die Verantwortlichen im Vereinsvorstand von »Fünf am Tag e.V.« haben in zahlreichen Interviews beteuert, dass diese Unternehmen natürlich keinerlei inhaltlichen Einfluss auf die Arbeit des Vereins nehmen. Aber zumindest sind die »Wirtschaftspartner« sicherlich nicht undankbar dafür, dass staatlich geförderte Institutionen die Legende vom heilbringenden Obst- und Gemüseverzehr unverdrossen in die Welt posaunen, auch wenn die Studienlage das eindeutig nicht hergibt.

Klar ist: Der Flächen- und Ressourcenverbrauch beim Anbau von Obst und Gemüse ist viel niedriger als etwa bei der Fleischerzeugung. Und weil Obst und Gemüse meist deutlich weniger Kalorien enthalten als die gleiche Menge tierische Erzeugnisse oder Getreideprodukte, können der Salat oder der Gemüseeintopf dabei helfen, nicht zu viel zu essen und die Energiebilanz im Griff zu behalten. Aber die Panik, nicht ausreichend Vitamine abzubekommen – eine Panik, die immer mehr Menschen dazu treibt, zusätzlich zu ihrer normalen Nahrung noch Vitaminpräparate zu essen; eine Panik, die für Dauerstreit bei Familienmahlzeiten sorgt, weil die lieben Kleinen ihre Karotten nicht essen wollen –, diese Panik ist völlig unbegründet.

Wie gesagt: Es gibt einen einfachen Grund, warum wir Menschen uns überall auf der Erde behauptet haben: weil unser Körper ziemlich gut darin ist, sich mit dem zu versorgen, was er tatsächlich benötigt, um gesund zu bleiben. Alles Weitere ist Geschäftemacherei, ohne fundierte wissenschaftliche Grundlagen. Besonders deutlich wird das beim Beispiel Vitamin C.

## Eine rätselhafte Krankheit

Wer vor 200 Jahren zur See fuhr, riskierte seine Gesundheit: Offiziere und Besatzung waren oft monatelang auf ihrem Schiff zusammengepfercht. Zu essen gab es nur das, was im Heimathafen an Bord geschafft worden war. Eine karge Kost: Schiffszwieback, zum Beispiel. Eingesalzenes Pökelfleisch. Gut haltbare, sättigende Lebensmittel. Was natürlich fehlte, war frisches Obst oder Gemüse. Nach Monaten ohne Landgang plagten die Seeleute dann auch heftige Beschwerden: Zahnfleischbluten, Zahnausfall, Hautausschläge, Schwindelanfälle, Muskelschwund.

Skorbut war unter Schiffsbesatzungen jahrhundertelang die häufigste Todesursache. Im Zeitalter der großen Entdeckungsreisen, in der frühen Neuzeit, raffte die Krankheit teilweise zwei Drittel der Mannschaften hinweg. 1740 starben bei der Weltumseglung des Briten George Anson 1400 von 1900 Besatzungsmitgliedern an der auszehrenden Krankheit.

Ein Schiffsarzt entdeckte schließlich ein Mittel, das die Matrosenkrankheit kurieren beziehungsweise gleich verhindern konnte: In einer der ersten wissenschaftlichen Studien der Medizingeschichte ließ der Brite James Lind 1747 auf hoher See zwölf an Skorbut erkrankte Seeleute zusätzlich zu ihrer normalen Kost verschiedene Substanzen einnehmen – Apfelwein etwa, Vitriol (das sind Salze der Schwefelsäure, die damals als Brechmittel gebräuchlich waren), Meerwasser, Essig, eine scharfe Gewürzpaste oder Zitrusfrüchte. Nach sechs Tagen musste das Experiment abgebrochen werden, weil die Orangen und Zitronen aufgebraucht waren. Zu diesem Zeitpunkt waren die beiden Matrosen, die die Zitrusfrüchte bekommen hatten, als Einzige wieder einsatzfähig.

Kurze Zeit später gab Lind die Seefahrt auf und praktizierte fortan als Arzt in London. Er publizierte seine Erkenntnisse 1753[74] und sorgte damit dafür, dass Skorbut vom Schrecken der Seefahrt zu einem beherrschbaren Problem wurde. Etwa zur gleichen Zeit machten Seeleute die Erfahrung, dass fermentierter Weißkohl einen ähnlichen Effekt hatte. Als der große Entdecker James Cook zu seiner ersten Expedition startete, hatte er ein Fass mit Sauerkraut und einen Sirup aus Zitrusfrüchten an Bord.

## Die Entdeckung der Vitamine

Zu jener Zeit war das Konzept von Vitaminen völlig unbekannt – die Verwendung von Vitamin-C-reichen Lebensmitteln zur Skorbut-Prävention beruhte auf Erfahrungswerten, ohne dass unsere Vorfahren gewusst hätten, dass es Vitamine überhaupt gibt oder warum gerade diese Lebensmittel sich als so hilfreich erwiesen hatten. Erst über 150 Jahre später sollte sich das ändern.

Anfang des 20. Jahrhunderts trat in Japan und auf Java eine rätselhafte, neue Krankheit auf: Beri-Beri, zu Deutsch

---

[74] http://inspire.stat.ucla.edu/unit_04/scurvy.pdf

»Schafsgang«. Die Patienten litten unter Lähmungen und Kräfteverlust. Die Krankheit war aufgetaucht, nachdem neuartige Reisschälmaschinen eingeführt worden waren. Gab man den Erkrankten ungeschälten Reis zu essen, hörten die Symptome wieder auf. Der polnische Biochemiker Casimir Funk isolierte 1912 aus der Reiskleie einen Stoff, mit dem sich Beri-Beri heilen ließ und dessen Fehlen im geschälten Reis die Krankheit ausgelöst hatte: Thiamin, heute bekannt als Vitamin B1. Damit waren die Vitamine als offenbar wichtige Nahrungsbestandteile entdeckt.

Bis 1941 wurden nach und nach die heute bekannten 13 Vitamine identifiziert und benannt: neben Thiamin Vitamin A oder Retinol, Vitamin D, Vitamin B2 oder Riboflavin, Vitamin E, Vitamin B12, Vitamin K, Vitamin B5 oder Pantothensäure, Vitamin B7 oder Biotin, Vitamin C, Vitamin B6 oder Pyridoxin, Vitamin B3 oder Niacin und schließlich Vitamin B9, auch bekannt als Folsäure.

Den wissenschaftlichen Nachweis, warum fermentierter Weißkohl und Zitrusfrüchte Skorbut heilen konnten, erbrachten verschiedene europäische und amerikanische Forscher zwischen 1928 und 1934. Der Substanz, die sie aus diesen und anderen Lebensmitteln isolierten und die offenbar für die positive Wirkung gegen die Seefahrerkrankheit verantwortlich war, gaben sie den Namen »Vitamin C«.

Vitamin C ist heute das Vitamin, mit dem sich am meisten Geld verdienen lässt: über 110 000 Tonnen werden jährlich hergestellt. Der frisch gepresste Orangensaft steht weltweit auf Frühstückstischen. Bonbons verkaufen sich an besorgte Eltern gleich viel besser, wenn sie mit zugesetztem Vitamin C werben. Als Konservierungsmittel ist Ascorbinsäure in der Lebensmittelindustrie besonders beliebt, auch deshalb, weil der Begriff dem Käufer suggeriert, dass er hier keine bösen Zusatzstoffe, sondern etwas besonders Gesundes zu sich nimmt. Vitamin-C-Brausetabletten gelten vielen als probates Mittel gegen Erkältungen. Ein Milliardengeschäft mit einem kleinen Schönheitsfehler: Die Glaubhaftigkeit der Ernährungsempfehlungen rund um das Wundervitamin ist sehr gering.

Das beginnt schon bei der Dosierung. Weltweit brüten Forscher im Auftrag staatlicher Institutionen und anderer Organisationen über Studien, um Richtwerte für die korrekte Vitaminzufuhr zu ermitteln – und kommen dabei zu verblüffend unterschiedlichen Ergebnissen: Die Deutsche Gesellschaft für Ernährung empfiehlt einem erwachsenen Mann eine Tagesdosis Vitamin C von 110 mg, Frauen sollen demzufolge 95 mg zu sich nehmen.[75] Die Empfehlung der Österreichischen Apothekerkammer übertrifft das deutlich. Sie hält doppelt so viel Vitamin C für geboten: 200 mg pro Tag.[76] Laut US-Gesundheitsbehörde reicht weniger völlig aus: Amerikanische Männer benötigen demnach 95 mg am Tag, Amerikanerinnen 75 mg.[77] In dieser Größenordnung bewegt sich auch die amtliche Empfehlung der Europäischen Behörde für Lebensmittelsicherheit EFSA – die hält 90 mg bei Männern und 80 mg bei Frauen für die richtige Menge.[78] Noch weniger Vitamin C scheint man zu brauchen, wenn man Brite ist: Der National Health Service nennt 40 mg als angemessene Tagesdosis – für Männer ebenso wie für Frauen.[79] Verwirrend? Ja! Und ein deutliches Zeichen dafür, dass offensichtlich niemand so genau weiß, wie viel Vitamin C wir wirklich unbedingt benötigen.

---

[75] https://www.dge.de/wissenschaft/referenzwerte/vitamin-c/

[76] http://www.apotheker.or.at/internet/oeak/NewsPresse.nsf/ca4d14672a08756bc125697d004f8841/a989e22b347c4859c1256ac00037a688?OpenDocument

[77] https://ods.od.nih.gov/factsheets/VitaminC-Consumer/

[78] http://www.efsa.europa.eu/de/efsajournal/pub/3418

[79] http://www.nhs.uk/Conditions/vitamins-minerals/Pages/Vitamin-C.aspx

Zumal es – außer Sie sind Seefahrer und leben im 17. Jahrhundert – gar nicht besonders schwierig ist, sich mit Vitamin C zu versorgen. Nehmen wir mal an, die Empfehlungen der Deutschen Gesellschaft für Ernährung wären richtig – deren Werte liegen in der Mitte der international so stark abweichenden Tagesdosen. Diese Menge Vitamin C, also etwa 100 mg, findet sich beispielsweise in einem Glas Orangensaft, einer halben roten Paprikaschote oder in 100 Gramm Broccoli. Außerdem in einer halben kleineren Fenchelknolle, in einer 200-Gramm-Portion Spinat oder in acht Erdbeeren.

Wenn Sie Engländer sind und Ihrer nationalen Gesundheitsbehörde vertrauen, reicht schon weniger als die Hälfte dieser Lebensmittel, und Sie sind auf der sicheren Seite. Und selbst falls Sie lieber auf die Einschätzung der Österreichischen Apothekerkammer vertrauen, werden Sie keine große Mühe haben, mit einer ganz alltäglichen Ernährungsweise die empfohlene Menge aufzunehmen. Vitamin C ist in praktisch jedem Obst und Gemüse enthalten, außerdem etwa in Leber und in vielen Kräutern.

Es gibt also offenkundig gute Gründe, warum die Vitamin-C-Mangelkrankheit Skorbut im 20. Jahrhundert nur noch dort aufgetreten ist, wo Menschen besonders große Not erleiden mussten: etwa unter den Insassen der Konzentrationslager des nationalsozialistischen Regimes oder den Gefangenen in sowjetischen Gulags. Es ist bei halbwegs normaler Ernährung fast nicht möglich, zu wenig Vitamin C einzunehmen, selbst wenn man mal unterstellt, dass irgendeine der vielen unterschiedlichen Tagesdosen überhaupt korrekt ist. Wieso also lässt sich ausgerechnet mit diesem Vitamin so viel Geld verdienen?

## Eine unglaubliche Werbegeschichte

In den 1920er und 1930er Jahren sind Vitamine ein beliebtes Forschungsgebiet in der Biochemie und Medizin – mehrere Nobelpreise gehen in dieser Zeit an Wissenschaftler, die sich mit der Wirkung der neu entdeckten Nahrungsbestandteile beschäftigten. Damit jedoch Vitamine, und dabei ganz besonders Vitamin C, zum Wirtschaftsfaktor werden konnten, bedurfte es einer geschickten Marketingkampagne. Der Historiker Beat Bächli hat für seine Doktorarbeit in den Firmenarchiven des Schweizer Pharmakonzerns Hoffmann-La Roche erstaunliche Dokumente ausgegraben. Sie belegen, dass Vitamin-C-Mangel als Krankheit regelrecht »erfunden« wurde, um einen Absatzmarkt für ein Produkt zu schaffen, das eigentlich niemand brauchte.

Als zwei junge Forscher 1933 Hoffmann-La Roche ein Patent für die synthetische Herstellung von Vitamin C anboten, reagierte der Forschungschef der Firma zunächst sehr zurückhaltend. Ihm war nicht klar, wozu ein Vitamin-C-Präparat gut sein sollte: »Erwachsenen dürfte in der Norm genügend Vitamin C mit frischem Gemüse, Obst und dergleichen zukommen. Im Übrigen bestehe auch keinerlei medizinische Notwendigkeit für das Vitamin, das höchstens gegen Skorbut helfe. Ein anderes Indikationsgebiet sei nicht bekannt.«[80]

Streng genommen ist das bis heute der Stand der Forschung: Vitamin C ist in unserer Nahrung so breit vertreten, dass wir quasi nebenbei unseren Bedarf stillen. Doch die Schweizer entdeckten einen Weg, das Patent doch zu Geld zu machen. Sie dachten sich schlicht eine Krankheit aus mit dem eindrucksvollen Namen »C-Hypovitaminose«.

---

[80] Beat Bächi: Vitamin C für alle! Pharmazeutische Produktion, Vermarktung und Gesundheitspolitik 1933-1953, Zürich 2009, S. 10.

Interne Rapporte belegen, wie die Propaganda-Abteilung des Herstellers einen perfiden Marketing-Feldzug startete, um »die weitesten Kreise von der Wünschbarkeit, ja sogar der Notwendigkeit der regelmäßigen Vitamin-C-Einnahme zu überzeugen.«[81] In seiner Dissertation beschreibt Bächi, wie Ärzte dazu gebracht werden sollten, Redoxon – so hieß das Vitamin-C-Präparat – zu verschreiben, mit dem Argument, dass es vielleicht nützen, aber zumindest nicht schaden könne. Ein Mediziner sollte überall ein »C-Defizit« wittern und vorsichtshalber Vitamin C verschreiben. In den internen Firmenakten heißt es ganz offen: »Das wird er aber nur dann tun, wenn er selbst die Möglichkeit hat, die Diagnose zu stellen und dem Patienten eine neue Krankheit anzudichten. Der harmlose Mensch, insbesondere die Hausfrau, verlangen nicht danach; weder Zunge noch Auge wird durch Vitamingehalt zum Kauf gereizt. Die Aufgabe lautete also: durch Propaganda, die sich an den Intellekt richtet und via Intellekt den Selbsterhaltungstrieb als Agens einspannt, überhaupt erst das Bedürfnis zu schaffen.« Für diese Aufgabe wusste die Propaganda-Abteilung eine Lösung: »Regelmäßig« werde Redoxon nur eingenommen, »wenn etwas Hokuspokus gemacht« werde.[82]

Den findigen Marketingstrategen kam damals der Umstand zu Hilfe, dass zu jener Zeit die Nationalsozialisten in Deutschland geradezu panisch darauf bedacht waren, die Vitaminversorgung des Volkskörpers gerade mit Vitamin C sicherzustellen. Die Wehrmacht und andere NS-Institutionen gehörten zu den ersten Großkunden für Vitamin-C-Präparate.

---

[81] Ebenda, S. 141
[82] Ebenda, S. 141f

Dieser von Marketingprofis ersonnene »Hokuspokus« funktioniert nun seit über 70 Jahren. Obwohl, wie schon erwähnt, ein echter Vitamin-C-Mangel in unseren Breiten praktisch nicht vorkommt. Und obwohl es inzwischen viele Studien gibt, die belegen, dass eine zusätzliche Einnahme von Vitamin C keine gesundheitlichen Vorteile birgt. So haben 2005 ein australischer und ein finnischer Wissenschaftler insgesamt 55 Studien aus den vorangegangenen 65 Jahre analysiert: Nur in jenen sechs Studien, wo die Probanden starker körperlicher Belastung oder extremer Kälte ausgesetzt gewesen waren, hatte das Vitamin C einen vorbeugenden Effekt: Bei Marathonläufern und Extrem-Skifahrern traten nach der Einnahme von Vitamin-C-Präparaten etwa 50 Prozent weniger Erkältungen auf als in der jeweiligen Placebo-Gruppe. Die Normalbürger jedoch litten weiter an Schnupfen, unabhängig von ihrer Vitamin-C-Versorgung.[83]

Die gute Nachricht übrigens: Ebenso, wie Sie keine Angst vor Vitamin-C-Mangel haben müssen, brauchen Sie auch eine Überdosierung nicht zu fürchten: ein Zuviel an Vitamin C scheidet der Körper einfach wieder aus, mit dem Urin. Ein teures Vergnügen, wenn Sie das Vitamin zuvor in der Apotheke erworben haben. Aber zumindest macht Sie der Überschuss nicht krank. Andere Vitamine kann man durchaus überdosieren. Deshalb ist von Nahrungsergänzungsmitteln generell abzuraten.

---

[83] Robert Douglas & Harri Hemilä: Vitamin C for Preventing and Treating the Common Cold, *PLoS Medicine*, 2005/2(6), S. e168.

## Der Millionenmarkt

Nahrungsmittelhersteller werben auf ihren Packungen gerne mit dem Vitamingehalt ihrer Produkte oder setzen ihren Säften, Bonbons oder Molkedrinks sogar noch extra Vitamine zu, um ihr Produkt mit einem Mehr an Gesundheit zu adeln. Müsliproduzenten oder Fruchtgummifabrikanten weisen auf den Zutatenlisten extra aus, wie viel Prozent des Tagesbedarfs ihr Erzeugnis abdeckt. Alles, damit wir Verbraucher ein gutes Gefühl haben. Doch prägnante Werbebotschaften, welche segensreiche Wirkung die enthaltenen Vitamine auf uns haben könnten, fehlen.

Diese Zurückhaltung verdanken wir der sogenannten Health-Claims-Verordnung der Europäischen Union. In einem langwierigen Verfahren hat die europäische Behörde für Lebensmittelsicherheit EFSA dabei eine lange Liste von gesundheitsförderlichen Wirkungen verschiedener Inhaltsstoffe in Lebensmitteln erstellt. In der Verordnung ist genau festgelegt, mit welchen positiven Folgen für die Gesundheit ein Hersteller seine Produkte bewerben darf.[84] Zweck dieser Regelung war, wissenschaftlich fundiert zu klären, wo bestimmte Lebensmittel einen nachweislichen gesundheitlichen Vorteil bieten.

In der Verordnung sind auch alle Vitamine aufgelistet. Bezeichnenderweise sind die Formulierungen, welche förderliche Wirkung der vermeintlichen kleinen Heilsbringer auf Produkten ausgewiesen werden darf, mehr als vage.

So dürfte ein Hersteller, dessen Erzeugnis viel Vitamin A enthält, zum Beispiel auf die Packung schreiben, dass dieses Vitamin zur Erhaltung normaler Sehkraft beiträgt. Bei Vitamin C wäre die Information erlaubt, dass es zur normalen

---

[84] http://ec.europa.eu/nuhclaims/

Funktion des Immunsystems beitrage. Bei Vitamin D wäre laut Liste die Erwähnung zulässig, dass das Vitamin für ein normales Wachstum und eine normale Entwicklung der Knochen von Kindern erforderlich ist.

Klingt alles ziemlich langweilig, nicht wahr? Relativ unspektakuläre Effekte, die nicht wirklich ein Verkaufsargument darstellen. So gesehen ist es ein großes Glück für die Lebensmittelindustrie, dass wir nach jahrzehntelanger Gehirnwäsche – Vitamine sind gesund! Mehr Vitamine sind noch gesünder! Vitaminmangel ist ungeheuer gefährlich! – gar keine Heilsversprechen mehr benötigen, um zu vitaminhaltigen Lebensmitteln zu greifen und dabei auf mehr Gesundheit vertrauen. Die Ankündigung auf der Packung, dass irgendein Vitamin enthalten ist, reicht vollkommen aus, um das Produkt massenhaft in die Einkaufskörbe zu befördern. Die Propaganda-Maschinerie hat funktioniert.

## Was wir wirklich brauchen

Gesünder als gesund geht nicht – wer nicht an chronischen Krankheiten leidet, muss sich um seine Vitaminversorgung in aller Regel keine Gedanken machen. Das, was wir zum Überleben benötigen, essen wir sozusagen automatisch – genau deshalb überlebt die Menschheit ja schon so lange.

Es gibt allerdings zwei Ausnahmen. Wer mehrere Jahre lang gar kein Fleisch und keinerlei Milchprodukte isst, könnte zu wenig Vitamin B12 zu sich nehmen – Veganern wird deshalb von manchen Ärzten empfohlen, das mit Nahrungsergänzungsmitteln auszugleichen. Aussagekräftige Zahlen darüber, ob Veganer wirklich durchgängig unter krankhaften Vitamin-B12-Mangelerscheinungen leiden, gibt es indes nicht.

Vitamin D wiederum ist das einzige Vitamin, das wir nicht ausreichend über Ernährung allein zuführen. Einen großen Teil unseres Bedarfs bilden wir selbst, durch den Kontakt mit der Sonne. Ein Vitamin-D-Mangel kann entstehen, wenn Menschen zu wenig direktes Sonnenlicht abbekommen. Im 19. Jahrhundert war die Folgeerkrankung Rachitis etwa unter Kindern verbreitet, die in Bergwerken arbeiten mussten. Heutzutage betrifft Vitamin-D-Mangel vor allem Säuglinge und alte Menschen (und übrigens auch Frauen, die sich aus religiösen Gründen in der Öffentlichkeit komplett verhüllen, wie Forscher der Boston University School of Medicine herausgefunden haben).[85] Deshalb raten hier Ärzte manchmal zu einem Vitamin-D-Präparat.

Wirklich nötig sind solche Ergänzungen aber immer nur dann, wenn tatsächlich ein Mangel diagnostiziert ist. Denn mit den Vitaminen ist es etwa wie beim Tanken: Wenn ein Auto einen leeren Tank hat, kann es nicht fahren. Dann ist mehr Benzin eine sehr zielführende Maßnahme. Wenn aber schon Benzin im Tank ist, fährt das Auto mit noch mehr Benzin nicht noch besser. Vitamine »auf Vorrat« – das funktioniert leider nicht. Im besten Fall wird der Überschuss einfach wieder ausgeschieden. Im schlimmsten Fall können große Mengen bestimmter Vitamine sogar erwiesenermaßen schaden.

Schon 1994 haben Forscher herausgefunden, dass die Vitamine E und A (beziehungsweise dessen Vorstufe Beta-Carotin) das Lungenkrebsrisiko von Rauchern weiter steigern.[86] Eine Meta-Studie aus dem Jahr 2012, die 67 Studien mit über 230 000 Teilnehmern verglich, kam zu dem Schluss,

---

[85] http://www.jci.org/articles/view/29449

[86] Demetrius Albanes et al.: The Effect of Vitamine A and Beta Carotine on the Incidence of Lung Cancer and other Cancers in Male Smokers, *The New England Journal of Medicine,* 1994/330(15), S. 1029–1035.

dass Vitaminpräparate das Leben nicht nur nicht verlängern, sondern die Vitamine A, E und Beta-Carotin die Sterblichkeit der Probanden sogar erhöhen können.[87]

Die gute Nachricht dabei: Allein durch das Essen von Obst und Gemüse, selbst in exzessivem Ausmaß, erreichen wir niemals Vitaminmengen, die solche gesundheitsschädliche Folgen haben könnten – vielleicht eine Mahnung, der Natur nicht ständig ins Handwerk zu pfuschen. Die Evolution hat uns gut aufgestellt.

Ein nicht unerheblicher Teil der Vitamine, die wir theoretisch zu uns nehmen könnten, geht übrigens durch Transport und Lagerung verloren, bevor die Gesundmacher überhaupt auf unserer Gabel landen: Fünf Portionen am Tag sind schnell relativ, wenn etwa das Obst tausende Kilometer reisen musste oder gar unreif geerntet wurde. Vitamine entstehen im Obst nur, solange es am Baum oder Strauch in der Sonne reift. Mit jedem Tag nach der Ernte sinkt der Vitamingehalt. Beim gründlichen Waschen büßen Gemüse und Salat weitere Vitamine ein. Die warm gehaltene Gemüsepfanne in der Kantine hat in der Zeit, wo sie auf ihre gesundheitsbewussten Esser wartete, womöglich schon zwei Drittel ihres Vitamin-C-Gehaltes verloren. Milch in durchsichtigen Glasflaschen verliert in kurzer Zeit große Teile ihres Vitamin-B2- und Vitamin-B6-Gehaltes, weil die Vitamine lichtempfindlich sind. Das Gleiche gilt für Vitamin E im Olivenöl.

All das spricht für kurze Transportwege und frische Küche – wobei in vielen Tests Tiefkühlgemüse, das unmittelbar nach der Ernte schockgefrostet wurde, noch besser abschnitt als das Gemüse aus dem Eckladen, das seit der Ernte schon eine Woche lang erst vom Bauern zum Großhändler, vom

---

[87] http://onlinelibrary.wiley.com/doi/10.1002/14651858.CD007176/abstract

Großhändler zum Einzelhandel und von dort schließlich in unseren Kühlschrank gewandert ist.

Weil wir ja aber ohnehin gar nicht so große Angst vor Unterversorgung haben müssen, können Sie getrost weiter bei Ihrem Laden um die Ecke einkaufen und selbst kochen, wenn Ihnen das besser schmeckt. Im Großen und Ganzen können wir darauf vertrauen, dass die Vitaminversorgung auch ohne spezielle Anstrengungen funktioniert, sogar bei Fastfoodfans, die sich ausschließlich von Burgern, Pommes und Ketchup ernähren.

Ein Experiment macht dies deutlich: Für eine Fernsehdokumentation habe ich eine Tagesration im Labor untersuchen lassen, die ausschließlich aus Fastfoodprodukten bestand, wie man sie in einschlägigen Restaurantketten kaufen könnte. Zum Frühstück gab es Schinken-Käse-Toast mit Ei, mittags standen Burger und Pommes mit Ketchup auf dem Speiseplan, abends kam wieder ein Burger auf den Tisch. Das Lebensmittellabor lieferte beruhigende Erkenntnisse: Bei den Vitaminen A und D wurde die von der Deutschen Gesellschaft für Ernährung empfohlene Tagesdosis sogar übertroffen, bei den Vitaminen B1, B2 und E schaffte die Fastfoodkost immerhin über 80 Prozent der Empfehlungen.

Nur bei Vitamin C hätte die Burger-Ernährung nicht mal die niedrige Tagesempfehlung der britischen Gesundheitsbehörde erfüllt. Aber das ließe sich mit einem Glas Organgensaft – und zwar egal, ob frisch gepresst oder aus der Tüte – schon wieder ausgleichen. Also kein Grund zur Beunruhigung!

# Teil 3: Das Millionengeschäft – wer von unserer Angst vor dem Essen profitiert

Der Münchner Sternekoch Alfons Schuhbeck gehört zu den Pionieren in Sachen Selbstvermarktung: Zu einer Zeit, als die meisten Fernsehkochsendungen noch den Charme eines Volkshochschulkurses versprühten, war der geschäftstüchtige Oberbayer bereits als Entertainer mit Kochlöffel unterwegs. Und während seine Kollegen darauf hofften, dass ihre Fernsehpräsenz ihnen das Restaurant füllt, setzte Schuhbeck schon früh auf eigene Produkte und entdeckte das Feld der Gewürze für sich als Markenkern. Nun verkauft sich ja praktisch alles noch besser, wenn es nicht nur gut schmeckt, sondern uns gleichzeitig auch schöner, dünner und langlebiger macht. Und so kam fortan bei Schuhbeck kein Gewürz mehr zum Einsatz, das nicht auch irgendeine gesundheitsfördernde Wirkung haben sollte.

Schuhbeck trieb diese Marketingstrategie schließlich auf die Spitze. Im Internet eröffnete er »Schuhbecks Gewürzapotheke«. Dort konnte man online Kapseln mit diversen Gewürzmischungen erwerben, die für besseren Schlaf, höhere Aktivität oder Zellfitness sorgen sollten. Ein glänzendes Geschäft, bis die Wettbewerbszentrale dem ein Ende bereitete – der Begriff Apotheke sei wettbewerbsverzerrend und aus gutem Grund geschützt. Der Koch und die Wettbewerbshüter einigten sich auf einen Vergleich, die »Gewürz-Apotheke« schloss wieder ihre Pforten. Weiterhin aber betont Schuhbeck bei den Gewürzen, die er im Netz vertreibt, gerne den gesundheitlichen Nutzen – für die

Fettverdauung etwa (Beifuß) oder die Magenfreundlichkeit (Galgant).

Fernsehkoch Schubeck gehorcht damit einem Grundsatz, der für gewinnorientierte Lebensmittelanbieter hierzulande überlebenswichtig ist. Für Lebensmittelproduzenten und Einzelhändler ist Deutschland ein äußerst schwieriger Markt. In sehr wenigen europäischen Ländern geben die Menschen einen ähnlich geringen Prozentsatz ihres monatlichen Einkommens für ihre täglichen Mahlzeiten aus wie bei uns. Wer also trotzdem Geld mit Lebensmitteln verdienen möchte, muss kreativ sein. Unsere unbegründete Angst vor dem Essen kommt gewinnorientierten Herstellern im Food-Sektor da sehr entgegen, denn fast alles lässt sich gleich viel teurer vermarkten, wenn es nur irgendwie gesünder erscheint. Wunderwirksame Ur-Lebensmittel, Ersatzmilch aus Hafer, Brote frei von Gluten, veganer Käse oder entgiftende Supershakes – der Markt für Lebensmittel, die irgendeinen aktuell gehypten Gesundheitsbonus versprechen, boomt gegen den »Geiz ist geil«-Zeitgeist.

Für Menschen, die unter Allergien oder Unverträglichkeiten leiden, ist das rasant gewachsene Angebot an Alternativprodukten ein Segen. Das Angebot an Frei-von-Lebensmitteln selbst im Supermarkt um die Ecke ist so groß wie nie zuvor. Für alle anderen ist der Nutzen vieler Ersatzprodukte eher zweifelhaft. Denn im günstigsten Fall schaden sie nur Ihrem Geldbeutel. Wo Zutaten ersetzt werden, ist aber oft viel Chemie im Spiel, was dann doch die Frage aufwirft, ob der Kunde seinem Körper damit tatsächlich etwas Gesünderes zuführt.

# 9. Gluten, Laktose, Fruktose – die Wahrheit über Allergien und Nahrungsmittelunverträglichkeiten

Wer unter Nahrungsmittelallergien oder -unverträglichkeiten leidet, lebt in paradiesischen Zeiten, denn eine EU-Verordnung sorgt seit 2011 dafür, dass auf jeder Lebensmittelpackung oder Speisekarte vor potentiellen Allergenen wie Erdnüssen oder Weizen gewarnt werden muss.[88] Spezialprodukte frei von bestimmten Zutaten wie Ei, Laktose oder Gluten lassen sich übers Internet problemlos bestellen. Sogar große Supermarktketten haben an den Trend angedockt und bieten eigene Frei-von-Reihen.

Dagegen ist nichts zu sagen: Wen gesundheitliche Probleme plagen, dem wird damit viel Aufwand und Ärger abgenommen. Für einen Erdnussallergiker können schon Spuren seines Allergens lebensgefährlich sein. Zöliakie, eine Autoimmunerkrankung, die äußerst schmerzhafte Darmprobleme verursacht, kann unbehandelt schlimme Folgen haben. Betroffene dürfen unter gar keinen Umständen das Kleber-Eiweiß Gluten zu sich nehmen.

Die Firma Rabenhorst hat ihren Sitz in Unkel. Das Stammhaus liegt malerisch in Sichtweite des Rheins zwischen Weinbergen – vor über 200 Jahren begann das Unternehmen seine Aktivitäten als Weingut. Seit 2001 gehört »3 Pauly« zum Konzern, einer der größten Anbieter für Ersatzprodukte aller Art, der schon seit den 1930er Jahren Kranke mit Spezialnahrung versorgt. Auf der Homepage können

---

[88] http://eur-lex.europa.eu/LexUriServ/LexUriServ.do?uri=OJ:L:2011:304:0018:-0063:de:PDF

Allergiker mit Hilfe eines Allergenfilters geeignete Produkte suchen.

Geschäftsführer Klaus-Jürgen Philipp freut sich natürlich darüber, dass seine Produkte sich neuerdings noch viel besser verkaufen. Aber er wundert sich auch darüber, dass immer mehr Menschen zu Ersatzprodukten greifen, die dafür keinen medizinisch diagnostizierten Grund haben: »Die Natur ist so vielfältig«, sagt Philipp, »da ist es schade, wenn man aus falsch verstandenem Gesundheitsbewusstsein heraus sein Ernährungsverhalten so reduziert, dass man das Spannende an der Natur eigentlich gar nicht mehr genießen kann. Unsere Zielgruppe sind ganz klar diejenigen, die eine Lebensmittelunverträglichkeit haben oder eine Allergie. Also die Muss-Verwender. Wer nicht solche Lebensmittelunverträglichkeiten oder Allergien hat, der sollte gottfroh sein, dass er sich ganz normal nach Lust und Laune ernähren kann.«

## Ein Volk von Patienten

Ein Drittel aller Deutschen glaubt, an Allergien und Unverträglichkeiten zu leiden. Diese Zahl kursiert jedenfalls seit Jahren durch die Presse. Der Stuttgarter Spitzenkoch Vincent Klink hat an der Tür seines Sternelokals mittlerweile den Warnhinweis »Allergiker haben keinen Zutritt« angebracht. Dieser Verweis auf sein Hausrecht ist eine Art Hilferuf: Weil er immer öfter mit Gästen konfrontiert war, die behaupteten, irgendwelche Speisekomponenten aus gesundheitlichen Gründen meiden zu müssen. Er will auf seiner Speisekarte nicht davor warnen müssen, dass sein hausgebackenes Brot Weizen enthält.

Sein Münchner Kollege Hans-Jörg Bachmeier erlebt jeden Abend Kundschaft, die Ängste vor seinem Essen mit Halbwissen über Gesundheit und Ernährung verbindet. Er glaubt, dass es durch die Möglichkeit, sich selbst im Internet zu informieren, immer schlimmer wird: »Da gibt es jetzt viele Selbstdiagnostiker, die dann sagen: Ah, ich hab leichte Bauchmerzen, da schau ich doch mal nach, was das sein könnte. Was hab ich denn in den letzten 24 Stunden gegessen? Ha, das ist es! Früher hätte meine Großmutter gesagt: ›Iss nicht so viel Kirschen, sonst kriegst du Bauchweh.‹ Heute hat man stattdessen gleich Fruktose-Intoleranz!«

Ist das vielleicht unser Problem? Macht uns die Möglichkeit, jederzeit jedes Symptom zu googeln, zu notorischen Hypochondern?

Die populärsten Bösewichte scheinen dabei aktuell Weizen und Kuhmilch zu sein, neuerdings knapp gefolgt von Fruktose. Doch in Wirklichkeit sind Nahrungsmittelallergien gar nicht besonders verbreitet.

Schauen wir uns die Zahlen an, die etwa zu Weizen und Milch vorliegen. 2014 veröffentlichten die Deutsche Gesellschaft für Gastroenterologie, Verdauungs- und Stoffwechselerkrankungen (DGVS) gemeinsam mit der Deutschen Zöliakie-Gesellschaft die »S2k-Leitlinie Zöliakie«.[89] Darin gehen die Forscher, alles ausgewiesene Fachleute in Sachen Allergien, Stoffwechsel und Verdauung, davon aus, dass 0,3 Prozent der Deutschen an Zöliakie leiden – ganze drei von tausend! Weitere 0,5 bis sieben Prozent der Deutschen leiden demnach an anderen weizenabhängigen Krankheiten, zum Beispiel einer Weizenallergie oder -unverträglichkeit. Für mindestens 93 Prozent der Deutschen wäre Weizen demnach also problemlos essbar.

Laktose-Intoleranz kommt etwas häufiger vor, nach Schätzungen von Experten sind etwa 15 Prozent der Menschen in Deutschland betroffen. Bei Babys ist Kuhmilch darüber hin-

---

[89] www.dgvs.de/fileadmin/user.../021-021l_S2k_Zoeliakie_05_2014.pdf

aus das am weitesten verbreitete Allergen – möglicherweise, weil für nicht gestillte Säuglinge Milch das erste Fremd-Antigen ist, mit dem der kleine Körper in Berührung kommt. Bis zu zwei Prozent aller Babys zeigen Symptome dieser Kuhmilchallergie. In vier von fünf Fällen ist diese Allergie laut Aussagen etwa des Berufsverband der Kinder- und Jugendärzte bis zur Einschulung wieder verschwunden. Auch Milch ist für die große Mehrheit unserer Bevölkerung also kein gesundheitliches Problem.

Weizen und Milch sind hochwertige Lebensmittel, die aus gutem Grund seit Jahrtausenden zu unseren Grundnahrungsmitteln gehören und an die unser Körper genetisch angepasst ist. Die meisten Deutschen haben beim Verzehr eines knusprigen Baguettes mit frischem Kräuterquark also eigentlich nichts zu befürchten. Trotzdem sind gerade in diesen Produktgruppen Alternativlebensmittel der Renner. Was bis vor ein paar Jahren ein Nischenprodukt in Reformhäusern war, ist mittlerweile tauglich für den Massenmarkt. Aber was essen wir da eigentlich?

## Glutenfieber

Als mein Sohn begann, feste Nahrung zu sich zu nehmen, bin ich im Supermarkt zum ersten Mal auf das Stichwort »Glutenfrei« gestoßen. Mir sagte das damals gar nichts, ich kannte niemanden mit Zöliakie, ich wusste nicht einmal, wie man diese fremde Substanz korrekt ausspricht. Trotzdem erreichte mich schon durch die Formulierung die Botschaft, dass es sich bei Gluten um eine Art Schadstoff handeln müsse, sonst würde ja wohl nicht damit geworben werden, dass der Kinderbrei frei davon ist.

Die Aminosäure Gluten hat seit dieser Zeit eine erstaunliche Karriere zum Superschurken gemacht. 2013 gaben in einer repräsentativen Umfrage des US-Markforschungsinstituts NPD fast ein Drittel der Befragten an, sich glutenfrei zu ernähren oder zumindest den Glutenkonsum deutlich zu reduzieren.[90] Sängerin Miley Cyrus und Schauspielerin Jessica Alba, die Pop-Ikone Lady Gaga und Top-Model Miranda Kerr – die Liste der Prominenten, die auf Gluten verzichten und in Interviews ausdauernd darüber reden, wie viel besser es ihnen seither geht, ist lang.

Gluten klingt entsprechend für viele heutzutage ähnlich bedrohlich wie Pestizid oder Schwermetall – ein Stoff, den der gesundheitsbewusste Mensch unbedingt und gezielt umgehen sollte. Deshalb findet sich die werbewirksame Botschaft inzwischen sogar auf Produkten, die von Haus aus sowieso kein Gluten enthalten: Mineralwasser, zum Beispiel, oder Wurst. Weil dieses Label von vielen Verbrauchern offenkundig wie ein Gütesiegel verstanden wird – glutenfrei ist gleich gesund!

Nun gibt es allerdings gute Gründe, warum die Menschheit irgendwann mal angefangen hat, Brot ausgerechnet aus glutenhaltigem Getreide zu backen. Der Eiweißkleber ist notwendig, damit Teig überhaupt zusammenhält und elastisch wird. Am leichtesten lässt sich insofern auf Gluten verzichten, indem man einfach kein Brot isst. Weil aber Brot gerade bei uns in Deutschland ein so zentraler Bestandteil fast jeder Mahlzeit ist, floriert der Markt für Ersatzprodukte.

Aber was genau kommt da eigentlich auf unseren Tisch? Ein Blick auf die Liste der Inhaltsstoffe, beispielsweise eines

---

[90] https://www.npd.com/wps/portal/npd/us/news/press-releases/percentage-of-us-adults-trying-to-cut-down-or-avoid-gluten-in-their-diets-reaches-new-high-in-2013-reports-npd/

glutenfreien Baguettes zum Selbstaufbacken, liest sich wie die Inventarliste eines mittelgroßen Chemielabors. Für ein Erzeugnis, das herkömmlich hergestellt nur aus Mehl, Hefe und Wasser besteht, verbacken die Frei-von-Bäcker einer großen Handelskette laut Zutatenliste Wasser, Maisstärke, Margarine, Emulgator, Säuerungsmittel, Konservierungsstoff, Aromen, Farbstoff Betacarotin, Zucker, Tapiokastärkemehl, Reismehl, Verdickungsmittel Xanthan, Hefe, Emulgator, Mono- und Diacetylweinsäureester, Reiskleie, Speisesalz, Natriumproponat, Konservierungsstoff, Backtriebmittel, Antioxydationsmittel Ascorbinsäure.[91] Eine schwindelerregende Liste von Substanzen, die eher nach Labor klingen als nach Backstube. So viel Chemie hat ihren Preis: Das Brot ohne Gluten kostet mehr als das Dreifache eines normalen Aufback-Baguettes. Bei Vollkornbrotprodukten sind glutenfreie Brote sogar bis zu sechsmal teurer.

Die Südtiroler Firma Dr. Schaer ist Marktführer bei Produkten ohne den verrufenen Eiweißkleber. Jahrzehntelang gab es ihre Backwaren vorwiegend in Reformhäusern. Heute ist in jedem Supermarkt mindestens ein Regal für die trendigen Ersatzbrote reserviert. Von 2004 bis 2014 hat sich der Umsatz des Unternehmens laut eigenen Angaben versechsfacht. Nicht, weil plötzlich sechsmal so viele Menschen an Zöliakie erkrankt wären, sondern weil auch gesunde Verbraucher immer öfter zu entsprechenden Lebensmitteln greifen. Deutschland ist dabei der Markt mit den größten Zuwachsraten.

Dem Geschäftsführer Ulrich Ladurner ist der extreme Boom der vergangenen Jahre fast schon unheimlich. Er wird nicht müde zu betonen, dass seine Brote nur für zöliakiekranke Menschen tatsächlich gesünder sind. Er selbst würde

---

[91] Diese Zutatenliste gehört zum Aufbackbaguette der REWE-Produktlinie »frei von«, gekauft im Sommer 2015.

als Italiener niemals auf Pizza, Pasta und Ciabatta verzichten und sieht dafür auch gar keinen Grund. Weil ein gesunder Mensch keinen Vorteil vom Verzicht auf Gluten hat.

Trotzdem sind viele Menschen felsenfest davon überzeugt, dass Gluten ihnen Beschwerden bereitet, auch wenn sie erwiesenermaßen nicht zu der bedauernswerten Minderheit von Zöliakiekranken gehören. Angefeuert von Bestsellern wie der bereits ausführlich erörterten »Weizenwampe« schwören sie jeden Eid, dass sie schreckliche Darmbeschwerden erleiden, wenn sie glutenhaltige Produkte verzehren. Geschäftstüchtige Mediziner und Ernährungsberater attestieren solchen Patienten eine »Glutensensitivität«. Im Unterschied zur Zöliakie lässt sich diese unglücklicherweise nicht durch einen Test diagnostizieren – sie ist lediglich die Schlussfolgerung aus geschilderten Beschwerden, die verschwinden, wenn Gluten weggelassen wird. Vielleicht ist aber auch gerade diese fehlende Diagnosemöglichkeit ein Glücksfall, denn so ist im Prinzip jeder ein potentieller Patient.

Diese Patienten könnten allerdings auch Opfer des »Nocebo-Effekts« sein. Ebenso wie Placebos oft genauso gut wirken wie Medikamente, kennt die Medizin das Phänomen, dass etwa ein Nahrungsmittel deshalb Beschwerden auslöst, weil der Patient überzeugt davon ist, dass es ihm schaden wird. Wer also ein Stück Weißbrot isst, in der Erwartung, etwas fürchterlich Ungesundes zu sich zu nehmen, kann genau wegen dieser Erwartungshaltung Darmprobleme bekommen, ohne dass es dafür einen medizinischen Grund gibt.

Diesem Phänomen sind Gastroenterologen der Universität Victoria in Australien nachgegangen. Sie haben mit 37 Patienten, die über Darmbeschwerden klagten, eine Studie gemacht, um zu klären, ob tatsächlich Gluten die Ursache für das böse Bauchgrimmen sein kann. Bei allen war Zöliakie als Vorerkrankung ausgeschlossen worden, alle hielten sich jedoch für glutensensitiv und berichteten glaubhaft, dass sie sofort und nur dann beschwerdefrei seien, wenn sie kein Gluten zu sich nehmen würden.

Mehrere Wochen lang durchliefen die Teilnehmer verschiedene Diätphasen, mit 16 Gramm oder zwei Gramm Gluten pro Tag, oder mit komplett glutenfreiem Molkeprotein, das als Placebo diente. Keiner der Teilnehmer ahnte, dass er in manchen Wochen weniger oder gar kein Gluten zu sich nahm. Und alle beteuerten in jeder Phase gleichermaßen, dass ihre Beschwerden – Schmerzen, Blähungen, Übelkeit bis zum Erbrechen – durch die Einnahme des Glutens viel schlimmer geworden seien, selbst dann, wenn sie in Wahrheit nur Molkepulver verabreicht bekommen hatten. Das Fazit des Studienleiters Peter Gibson: »Wir konnten keinerlei spezifische Reaktion auf Gluten feststellen.« Und seine Co-Autorin Jessica Biesiekierski ergänzt: »Die Existenz einer Glutensensitivität bleibt fraglich.«[92]

## Warum Vorbeugen nicht immer gut ist

Menschen geben also viel Geld aus für Produkte, die viel teurer sind als herkömmliche Brote oder Kekse. Das nutzt zumindest unserem Bruttosozialprodukt. Und die vielen Zusatzstoffe, die für glutenfreies Backen nötig werden, sind alle in der EU zugelassen und damit wohl nicht gesundheitsschädlich. Also kein Problem? Wo doch jeder nach seiner Fasson selig werden kann?

Nicht ganz, denn der strikte Verzicht auf Gluten kann bei kleinen Kindern das Gegenteil von dem auslösen, was besorgte Eltern eigentlich bewirken wollen. Bis vor ein paar Jahren

---

[92] http://www.gastrojournal.org/article/S0016-5085%2813%2900702-6/abstract

lautete die gängige Empfehlung von Kinderärzten, potentiell allergieauslösende Lebensmittel in den ersten Lebensjahren eher zu meiden. Heute ist die Forschung einen Schritt weiter. Wer sein Baby oder Kleinkind glutenfrei ernährt, züchtet spätere gesundheitliche Probleme womöglich erst heran. Der Allergologe Professor Knut Schäkel von der Universitätsklinik Heidelberg sieht deshalb keinen Sinn darin, vorbeugend auf Gluten und Co zu verzichten: »Medizinisch gesehen ist das überhaupt nicht gut. Wenn man viel meidet, läuft man viel eher Gefahr, dass man Allergien regelrecht heraufbeschwört.«

Es kann also durchaus passieren, dass wir unserem Körper oder dem unserer Kinder durch den Verzicht auf gewisse Lebensmittel die Fähigkeit abtrainieren, mit Grundnahrungsmitteln umzugehen. Seriöse Produzenten, denen tatsächlich am Wohl ihrer Kunden liegt, raten deshalb Gesunden manchmal regelrecht vom Gebrauch ihrer eigenen Produkte ab.

Klaus-Jürgen Philipp zum Beispiel, der eingangs schon mal zitierte Geschäftsführer von Rabenhorst, der im 3-Pauly-Sortiment unter anderem auch einen Ei-Ersatz vertreibt, betont: »Wir haben dieses Produkt schon seit 30 Jahren im Angebot für diejenigen, die Eier nicht vertragen oder nichts Tierisches essen wollen, aber das Gesündeste ist nach meinem Verständnis natürlich immer noch ein Ei!«

## Die Milch macht's doch!

»Forscher enthüllen Ötzis Krankenakte: Der Gletschermann vertrug keine Milch!« So titelte Spiegel Online im Februar 2012.[93] Die Meldung war Wasser auf den Mühlen vieler Er-

---

[93] http://www.spiegel.de/wissenschaft/mensch/gletschermumie-forscher-enthuellen-oetzis-krankenakte-a-818062.html

nährungsskeptiker – hatten sie es doch immer schon gewusst, Milch ist eben einfach nicht gesund für uns Menschen!

Wenige Lebensmittel blicken auf einen so dramatischen Imageverlust zurück, wie unser Hauptkalziumlieferant aus dem Kuheuter. Was in meiner Kindheit noch als das gesunde Nahrungsmittel schlechthin galt – »Milch macht müde Männer munter« –, gilt heute vielen als praktisch unverdaulich. Überzeugte Veganer betonen bei jeder Gelegenheit, dass Kuhmilch nur für die Nachkommen von Kühen geeignet sei. Und in meinem Freundeskreis greifen viele sicherheitshalber lieber zu Alternativen – man kann ja nie wissen. Wie so oft bei Ernährungsthemen vermengen sich falsch interpretierte Fakten und Halbwahrheiten zu einer irreführenden Mischung, die vor allem denen nützt, die damit Profite machen.

Ein großer Teil der Weltbevölkerung verträgt tatsächlich reine Kuhmilch nicht gut. Die Fähigkeit, den Milchzucker Laktose zu spalten, verliert sich normalerweise nach der Säuglingszeit. Der Körper bildet dann immer weniger von dem Enzym Laktase, das den Milchzucker in verwertbare Zuckerarten aufteilt. In Deutschland und weiten Teilen Europas jedoch kann der überwältigende Teil der Bevölkerung heutzutage, wie weiter vorne schon beschrieben, Milch gut verdauen. Das hat historische Gründe.

Vor rund 8000 Jahren, also etwa 2000 Jahre nachdem der Gletschermann Ötzi den Tod fand, beginnen sich die Vorfahren unserer heutigen Hausrinder von Anatolien aus in Europa auszubreiten. Zunächst werden die Tiere vor allem als Fleischlieferanten gehalten.

Doch dann geschieht etwas, das den Speisezettel der Europäer nachhaltig verändern sollte. Anthropologen der Johannes-Gutenberg-Universität Mainz und des University College London haben herausgefunden, dass es vor etwa 7500 Jahren in einer Region, die heute Ungarn, Österreich und die Slowakei umfasst, bei unseren Vorfahren zu einer Genmutation kam, die dazu führte, dass die Bevölkerung dort auch im Erwachsenenalter noch fähig war, Milch zu verdauen.[94]

Bis dahin hatten viele Völker weltweit darum gerungen, Milch irgendwie verwertbar zu machen. Denn die Kalorienmenge, die sich durch tägliches Melken einer Kuh gewinnen lässt, ist unendlich viel höher als der Gewinn durch einmaliges Schlachten. Anders als Feldfrüchte, die dem Bauern bei ganzjährigem Arbeitseinsatz nur kurze Zeit Erträge liefern und dann womöglich noch schwierig zu lagern sind, ist Milch jederzeit verfügbar. Die Nutzung von Kuhmilch bot im täglichen Überlebenskampf also große evolutionäre Vorteile. Deshalb entwickelten viele Kulturen spezielle Prozesse wie die Herstellung von Käse oder Joghurt, mit denen sich der Laktosegehalt der Milch reduzieren ließ, bei manchen Käsesorten ging das fast bis unter die Nachweisgrenze. So war Kuhmilch für jeden bekömmlich.

Vor diesem Hintergrund waren unsere jungsteinzeitlichen Vorfahren mit der Genmutation natürlich echte Gewinner: Wer einfach direkt Milch trinken konnte, ohne den Umweg über zeitaufwändige Herstellungsprozesse, musste nicht hungern, konnte sich sorglos fortpflanzen und seine Familie zuverlässig versorgen. Manche Wissenschaftler vermuten darüber hinaus, dass der steigende Milchkonsum die Ursache ist, warum wir Nord- und Mitteleuropäer heute so groß gewachsen sind.

Wegen der großen Vorteile im täglichen Überlebenskampf setzte sich dieses Genmerkmal, so die Mainzer Forscher, in kürzester Zeit demographisch durch, so schnell und durchschlagend wie kaum eine andere Mutation, und ver-

---

[94] Y. Itan et al., The Origins of Lactase Persistence in Europe, *PLoS Computational Biology*, 2009/5(8), S. e1000491.

breitete sich über Mitteleuropa. Ein wichtiger Grundstein für die Bevölkerungsentwicklung und den Wohlstand in unseren Breiten. Wenn selbst ernannte Ernährungsapostel also behaupten, Milch sei für Erwachsene gar nicht verwertbar, ist das, für Nord- und Mitteleuropa gesprochen, schlicht falsch.

## Das Geschäft mit der Ersatzmilch

Eine Bekannte von mir gehört zu jenen bedauernswerten 15 Prozent, die nicht von der jungsteinzeitlichen Genmutation profitiert haben: Der Milchzucker in der Milch verursacht ihr grässliche Bauchkrämpfe. Eine Pizza beim Italiener, der Vanillepudding in der Kantine – alles tabu! Wenn sie früher bei Freunden zum Essen eingeladen war, brachte sie am Vortag oft Spezialprodukte ohne Laktose vorbei, verbunden mit der Bitte, damit zu kochen, sodass sie beschwerdefrei mitessen konnte.

Diesen Aufwand müssen laktoseintolerante Zeitgenossen heute nicht mehr betreiben. Die Ravensburger Molkereigenossenschaft Omira, einer der zehn größten Milchverarbeiter in Deutschland, entdeckte 2001 für sich die Nische laktosefreier Milcherzeugnisse. Schon 2009 machte sie ein Zehntel ihres Umsatzes mit den Ersatzprodukten, Tendenz steigend. Ähnlich wie beim in Verruf geratenen Gluten hat auch das Stichwort Laktose für viele mittlerweile einen bedrohlichen Beiklang.

Laktosefreie Produkte sind sehr viel teurer als normale Milch und schmecken etwas süßlicher, aber zumindest handelt es sich immer noch um klassische Milchprodukte, denen eben nur eine Komponente fehlt. Verständlich, dass immer mehr Verbraucher hier sicherheitshalber zugreifen. Schaden kann die Minus L Milch nicht, lautet das Motto, wer weiß, ob der neue Kindergartenfreund der Tochter nicht doch laktoseintolerant ist, also sei's drum.

Als mein Sohn noch im Vorschulalter war, wurde auf Elternabenden des Kindergartens ausgiebig diskutiert, ob die Verwendung von laktosefreien Produkten nicht generell eingeführt werden sollte, obwohl kein einziges Kind in der Gruppe unter entsprechenden Unverträglichkeiten litt. Die Folge dieser Sorgen sind zweistellige Zuwachsraten bei Sahne, Quark und Trinkmilch ohne Laktose, und das ausgerechnet bei uns Deutschen, die wir doch sonst so peinlich darauf achten, Lebensmittel möglichst billig einzukaufen.

Der anhaltende Propagandafeldzug gegen Milch hat gleichzeitig auch dazu geführt, dass ein Markt für Ersatzmilch entstanden ist. Und die ist in ihren Bestandteilen teilweise zumindest fragwürdig. Gemäß dem Haushaltspanel der Gesellschaft für Konsumforschung aus dem Jahr 2014 setzte der Lebensmitteleinzelhandel mit Milchersatzprodukten 154 Millionen Euro um – ein Zuwachs von über 40 Prozent gegenüber dem Vorjahr. Der Umsatz mit schlichter Milch stieg im gleichen Zeitraum nur um 3,2 Prozent. Kein Wunder, denn die milchähnlich wirkenden Getränke aus Hafer, Mandeln oder Soja sind viel teurer. Wo selbst der Liter Bio-Milch für 1,20 Euro über den Tresen geht, kosten die Ersatzgetränke um zwei Euro pro Liter.

Die Hersteller freuen sich dabei über attraktive Gewinnspannen. Das Kilo Mandeln bekommt man für etwa 14 Euro. In der Mandelmilch des Marktführers Alpro beträgt der Anteil zwei Prozent – ein Liter würde also 20 Gramm Mandeln enthalten, das sind 20 Stück. Ein ziemlich kleines Häufchen, mit einem Warenwert von etwa 28 Cent. In der Hauptsache besteht das Produkt aus Wasser und Zucker, also ausgesprochen billigen Zutaten, und aus einigen Zusatzstoffen, die das typische Gefühl von Milch im Mund simulieren und den Nährstoffgehalt imitieren sollen – Tricalciumphosphat für den Kalziumgehalt, Meersalz für den Geschmack, die Verdickungsmittel Johannisbrotkernmehl und Gellan, die selbst in kleinsten Mengen Wasser praktisch schnittfest machen können, ein Emulgator, damit das Ganze zusammenhält, und die Vitamine B2, B12, E und D2.

Bei Sojamilch fällt die Bilanz in Sachen Wareneinsatz noch extremer aus, da beträgt der Rohstoffwert der namensgebenden Zutat nur vier Cent. Die Hersteller der Ersatzprodukte argumentieren meist mit dem großen Herstellungsaufwand, denn das pflaumengroße Häppchen Mandeln müsse erst geröstet und fein gemahlen werden, um sich schließlich in etwas Milchähnliches zu verwandeln. Aber genau bei diesem Aufwand liegt das nächste Problem: Statt des Grundnahrungsmittels Milch kaufen wir unter dem Deckmäntelchen gesünderer Ernährung ein hochprozessiertes Industrieerzeugnis. Es hat ja Gründe, warum unsere Vorfahren Mandeln und Hafer vielleicht verbacken oder zu Brei verkocht haben, aber eben nicht als Getränk genutzt, denn das geht nur unter Einsatz von vielen, energieintensiven Arbeitsschritten.

Noch problematischer wird die Sache, wenn es um einen Ersatz für Sahne oder Käse geht, also Zutaten, die man aufschlagen können muss oder die schmelzen sollen. Dazu, wie erfindungsreich Lebensmittelchemiker ans Werk gehen, um deren Eigenschaften nachzuahmen, mehr im nächsten Kapitel unter dem Stichwort vegane Ersatzprodukte. Eins jedoch ist in jedem Fall klar: Gesünder als Milch ist dieser Labormix mit Sicherheit nicht. Nur teurer.

## Vom Abfallprodukt zur Cash Cow

Besonders absurd wird die Sache, wenn es um den ständig wachsenden Markt der Sojaprodukte geht. Die Bohne hat in den vergangenen Jahren einen fulminanten Siegeszug auf Äckern rund um den Globus absolviert. Ursache dafür ist vor allem unser Hunger nach billigem Fleisch. Der Löwenanteil der weltweiten Sojaernte landet in den Futtertrögen der konventionellen Tiermäster. Die Folgen sind massive Kahlschläge in den Regenwäldern Südamerikas. Umweltschutzorganisationen wie Greenpeace oder der WWF laufen schon lange gegen die agrarindustriellen Soja-Monokulturen Sturm. Doch auch der Run auf milchähnliche Sojaerzeugnisse befeuert den Anbau. Wie so oft sind die USA hier Vorreiter: Der Umsatz mit Sojagetränken steigerte sich dort im Zeitraum von 1980 bis 2008 von 1,5 Millionen auf spektakuläre 800 Millionen US-Dollar – das 533-Fache! 84 Prozent der US-Konsumenten gaben in einer Verbraucherbefragung des United Soybean Board an, dass sie solche Produkte für besonders gesund halten.[95]

Sojamilch ist in China und Japan schon seit über 2000 Jahren gebräuchlich. Tofu, hergestellt aus geronnener Sojamilch, gehört in Asien zu den gängigen Zutaten. In der Europäischen Union darf nur Milch heißen, was aus einem Euter kommt. Deshalb wird die weißliche Flüssigkeit aus der gelben Sojabohne bei uns als Soja-Drink vermarktet. Auf traditionelle Weise wird das Getränk aus ganzen fermentierten, also vergorenen, Bohnen hergestellt. In Milchersatzprodukten aus Soja steckt oft jedoch nur Sojaprotein, das bei der Gewinnung von Soja-Öl entsteht. Eine geniale Idee: Aus einem Ab-

---

[95] Norbert Suchanek: Der Soja-Wahn. Wie eine Bohne ins Zwielicht gerät, München 2010, S. 15.

fallprodukt, das man teuer entsorgen müsste, wird ein noch teureres Lifestyle-Lebensmittel.

Bei der gewinnträchtigen Vermarktung helfen vermeintliche gesundheitliche Vorteile der traditionellen Konsumenten. In diesem Fall sind es die Ostasiatinnen, die laut Statistik kaum unter Wechseljahresbeschwerden leiden und seltener an Brust- und Gebärmutterhalskrebs erkranken als die durchschnittliche Europäerin. Nun habe ich ja schon ausführlich geschildert, wie schwierig es ist, einzelne Krankheiten direkt auf bestimmte Nahrungskomponenten zurückzuführen. Die robuste Gesundheit asiatischer Frauen kann auf eine Vielzahl von Lebensumständen zurückgehen. Dass dort traditionell viel Soja verzehrt wird, muss eben nicht bedeuten, dass Europäerinnen von den gleichen gesundheitlichen Vorteile profitieren, wenn sie sich mit Sojaprodukten vollstopfen.

Der Wissenschaftsjournalist Norbert Suchanek hat für sein Buch »Der Soja-Wahn« zahlreiche Studien unter die Lupe genommen, die diese segensreiche Wirkung angeblich belegen sollten. Oft waren diese – Überraschung! – von der Sojaindustrie zumindest mitfinanziert. Wo wissenschaftlich solide geforscht wurde, fanden die Fachleute jedoch keinen Effekt gegen Hitzewallungen oder andere Symptome der Menopause.[96]

Noch fraglicher ist der Nutzen von Soja als Anti-Krebs-Waffe. Suchanek zitiert den Endokrinologen Wolfgang Wuttke von der Universitätsklinik Göttingen sogar mit einer gegenteiligen Aussage, denn die in Soja enthaltenen Phytohormone können krebserregend sein: »Frauen in den Wechseljahren, die krebsgefährdet oder an Brust- oder Gebärmutterhalskrebs erkrankt sind, sollten sich darum nicht über lange Zeit soja-

---

[96] Ebenda, S. 20.

reich ernähren oder gar Präparate einnehmen«, lautet deshalb die Empfehlung des Mediziners.[97]

Doch Soja als Milchersatz birgt noch mehr Probleme. Viel häufiger als eine Allergie gegen Milch ist in unseren Breiten nämlich die Allergie gegen die Proteine im Soja. Das deutsche Bundesinstitut für Risikobewertung warnte schon im September 2007 Allergiker vor den vermeintlichen Wunderbohnen.[98] Gerade Birkenpollenallergiker leiden oft unter einer Kreuzallergie gegen Soja, und in extremen Fällen kann das zu allergischen Schocks mit tödlichen Folgen führen. So ist die Bilanz von Sojamilch zwiespältig: der Anbau problematisch, die Bekömmlichkeit relativ, dafür im Supermarkt richtig teuer …

## Krank statt gesund

Besonders tragisch wird es, wenn die Sehnsucht nach einer besseren Ernährung erst richtig krank macht. Dem spanischen Kinderarzt Isidro Vitoria vom Universitätsklinikum Valencia wurde vor einiger Zeit ein Säugling vorgestellt. Das elf Monate alte Kind war apathisch, hatte extrem dünne Knochen, mehrere Knochenbrüche in Beinen und Rücken und konnte sich kaum bewegen. Die Symptome waren eindeutig: Das Baby litt an der Seefahrerkrankheit Skorbut, die durch eine extreme Unterversorgung mit Vitamin C ausgelöst wird.[99] Eine Krankheit, die heutige Ärzte glücklicherweise kaum noch aus eigener Anschauung kennen.

Es stellte sich heraus, dass die Mutter des Säuglings Vega-

---

[97] Ebenda, S. 21.

[98] http://www.bfr.bund.de/de/presseinformation/2007/09/birkenpollenallergiker_koennen_auf_sojaprodukte_besonders_empfindlich_reagieren-9548.html

[99] http://pediatrics.aappublications.org/content/early/2016/01/15/peds.2015-2781

nerin war. Nach dem Abstillen zweieinhalb Monate nach der Geburt wollte sie ihrem Kind keines der gängigen Babymilchprodukte geben, die basieren nämlich stets auf Kuhmilch und sind angereichert mit den Vitaminen und sonstigen Nährstoffen, die gestillte Säuglinge über die Muttermilch bekommen. Deshalb war sie alternativ auf Mandelmilch und Brei aus Mandelmehl umgestiegen. Nach rund acht Monaten Ernährung mit der pflanzlichen Ersatzmilch befand sich der kleine Patient in einem kritischen Zustand. Die Ärzte konnten gerade noch rechtzeitig gegensteuern und das Kind retten, unter anderem mit hoch dosierten Vitamin-C-Gaben. Es dauerte drei Monate, bis sich das Kind von seiner Ersatzmilch-Diät einigermaßen erholt hatte. Ganz sicher wollte die Mutter ihrem Kind nicht schaden. Sehr wahrscheinlich wollte sie es sogar besonders gut machen. Die Mediziner aus Valencia fordern nun, dass pflanzliche Ersatzmilchprodukte mit Warnhinweisen versehen sein sollten: Als alleinige Nahrung für Säuglinge nicht geeignet, sollte auf diesen Nahrungsmitteln stehen.

## Der Wahn geht weiter

Mittlerweile sind Weizen und Milch als Angstgegner gesundheitsbewusster Esser fast schon wieder out. Neuerdings machen neue Schlagworte die Runde: Histaminintoleranz! Fruktosemalasorption! Während Ärzte und Wissenschaftler noch darüber debattieren, ob etwa die Histaminintoleranz überhaupt ein real existierendes Krankheitsbild ist, vermeiden in meinem Bekanntenkreis Menschen reihenweise Parmesan oder Salami und beäugen Obstkörbe, die gerade noch als Krebsverhinderer populär waren, plötzlich als gefährliche Gegner – Fruktosebomben.

Es wird vermutlich nicht mehr lange dauern, bis auch diese

Stichworte flächendeckend auf Lebensmittelpackungen auf-
tauchen. »Fruktosefrei« hab ich schon ein paar Mal gelesen.
Hersteller werden weitere Produkte auf den Markt werfen,
maßgeschneidert für jede noch so abwegige Angst, die uns befal-
len könnte. Teure Placebos gegen ein Zivilisationsphänomen.

Am Institut für Medizinische Psychologie der Lud-
wig-Maximilian-Universität in München erforscht Kai Fehse, was in unseren Hirnen vorgeht, wenn wir auf Werbung
aller Art anspringen. Der frühere Besitzer einer Werbeagen-
tur, die etwa die Mediamarkt-Kampagnen betreut hat, hat
seine Doktorarbeit zum Thema »Neurokommunikation«
verfasst.[100] Er hält uns in einer Welt mit fast unbegrenztem
Nahrungsangebot schlicht für überfordert: »Regeln sind für
den Menschen etwas Schönes. Menschen brauchen Regeln,
damit sie diesen Wust an Umwelt kapieren können, orga-
nisieren können, für sich selber durchleben können. Regeln
sparen Energie.«

Fehse hält unsere Angst vor bestimmten Lebensmitteln
für ein Aufeinandertreffen von steinzeitlichen Überlebens-
mechanismen und einer modernen Welt, in der bestimmte
Ängste eigentlich nicht mehr überlebensnotwendig wären –
denn anders als bei einer unbekannten Pflanze kann ich mir
als Kunde in einem Supermarkt des 21. Jahrhunderts eigentlich recht sicher sein, dass ich mich nicht vergifte. Weil wir
aber diesen »Angstapparat«, wie Fehse es nennt, immer noch
haben, springt dieser auch auf weniger reale Bedrohungen an.
»Im Grunde geht es darum, dass wir mit unserem Angstapparat beschäftigt gehalten werden«, stellt er fest. »Und dass
wir Lust daran haben. Wir wollen Angst haben und wir wollen diese Angst bewältigen können. Und wir wollen reagieren

---

[100] Kai Fehse: Neurokommunikation. Ein Modell zur Wirkweise von Werbung im Lich-
te neuester Erkenntnisse der Hirnforschung, Baden-Baden 2009.

können. Zum Beispiel, dass wir jetzt keine Laktose mehr essen – das ist einfach ein Akt des menschlichen Überlebenswillens, den wir da als Grundlage haben.«

Gleichzeitig bewahren wir uns mit solchen Regeln davor, das zu tun, was vielen von uns tatsächlich gesundheitlich nutzen würde, leider aber viel weniger Spaß macht – nämlich weniger essen: »Das Gefährlichste an Nahrung sind ja Kalorien. Also zumindest in unserer Gesellschaft sind Kalorien das wahre Gift. Wenn ich jetzt sage – davon weniger bitte, denn das ist giftig! – dann macht mir das ja keine Freude, denn ich muss einfach verzichten. Wenn ich aber sage, ich verzichte jetzt auf Laktose, spüre ich das nicht wirklich. Ich kann den gleichen Spaß haben mit Lebensmitteln, die dann halt laktosefrei sind.«

## Das richtige Produkt zur richtigen Zeit

Es ist übrigens kein Zufall, dass die Frei-von-Produktwelt ausgerechnet in den vergangenen Jahren so expandiert und sogar große Handelsketten entsprechende Produkte auflegen. Und dieser Boom hat weniger mit rasant wachsenden Zahlen von Betroffenen zu tun, sondern viel mehr mit knallharten wirtschaftlichen Interessen, die von zwei neuen gesetzlichen Regelungen bedroht waren.

Da ist zunächst die Diätverordnung der Bundesregierung. Mit einer Übergangsfrist von zwei Jahren wurde darin im Oktober 2010 die Kategorie Diabetiker-Lebensmittel ersatzlos gestrichen. Diese Lebensmittel waren von vielen Experten lange kritisiert worden, weil sie zwar weniger Zucker enthielten, dafür aber oft trotzdem besonders kalorienreich waren – und Übergewicht ist ein wichtiger Risikofaktor für Diabetes. Jahrzehntelang waren diese Lebensmittel für die Industrie ein tolles Geschäft – was für kranke Menschen wie Diabetiker geeignet ist, so dachten viele Kunden, muss ja irgendwie besonders gesund sein. Die Abschaffung war ein Schlag ins Kontor für die Hersteller und schaffte den dringenden Bedarf für neue Marketingargumente.

Gleichzeitig erschwerte die schon erwähnte EU-Health-Claims-Verordnung die Geschäfte mit vermeintlich gesünderen Produkten. Seit dem 14. Dezember 2012 dürfen Lebensmittelhersteller nur noch mit gesundheitsbezogenen Angaben für ihre Produkte werben, die zuvor ein strenges Zulassungsverfahren durchlaufen haben. Ein Schelm, wer Böses dabei denkt, dass REWE seine Frei-von-Serie genau 2012 auf den Markt brachte.

Um eines klarzustellen: Ich habe großes Mitgefühl für jeden, der an einer Nahrungsmittelallergie oder -unverträglichkeit leidet. Wer bestimmte Inhaltsstoffe nicht essen darf, ist in seinem Alltag gestraft und leidet nicht nur unter seinen Beschwerden, sondern auch darunter, dass er ständig Sorge dafür tragen muss, sich nicht zu gefährden, und das auch noch zu deutlich höheren Kosten. Wer sich dieser Tortur jedoch ohne Not unterzieht, tut sich keinen Gefallen, sondern ist ein williges Opfer cleverer Marketingstrategen, die unsere Sehnsucht nach einem besseren Leben für sich nutzen.

# 10. Analogkäse und Geschmacksverstärkerwurst – der Hype um vegane Produkte

Vor einigen Jahren machte ein besonders mieser Trick der Lebensmittelindustrie Schlagzeilen. Die gelbliche schmelzende Masse auf Tiefkühlpizzen oder Fertiglasagne, die wir Verbraucher arglos für Käse hielten, war in Wirklichkeit ein hoch-kompliziertes Gemisch aus minderwertigem Pflanzenfett, Verdickern, Farbstoffen und im Labor gezüchteten Aromen. Eine Melange aus Zutaten, die für die Hersteller den großen Vorteil hatten, viel billiger zu sein als Milch.

Die milchfreie Substanz wurde unter dem Namen »Analogkäse« berühmt-berüchtigt und galt fortan als Parade-beispiel für Panscherei und Etikettenschwindel. Der Gesetz-geber reagierte auf die Empörung: 2011 erließ die EU nach zähem Ringen mit der Industrie eine Verordnung, in der zu-mindest festgelegt wurde, dass Lebensmittelimitate künftig auf der Verpackung klar als solche gekennzeichnet werden müssen. Die öffentliche Empörung führte jedoch dazu, dass viele Hersteller ihre Rezepturen ohnehin noch einmal über-arbeiteten. Verärgerte Verbraucher kaufen nicht so gerne, also kam fortan bei vielen Fertiggerichten wieder echter Käse in die Packung.

Den berüchtigten Analogkäse gibt es gleichwohl immer noch. Er wird jetzt nur viel teurer verkauft. Denn mit der veganen Welle, die seit einiger Zeit das Land erfasst, entstand der Bedarf nach käseähnlichen Produkten ohne tierische Zu-taten. Und was ursprünglich mal von der Industrie erfunden worden war, um billigen Käse durch ein noch billigeres Imit-at zu ersetzen, macht nun als veganer Käse Furore. Hundert Gramm von der tierfreien Mixtur, abgepackt in Scheiben, kosten zwischen zwei und drei Euro. Vergleichsprodukte aus echter Milch kosten ein Drittel.

## Ist Fleischverzicht gesünder?

Wie weiter vorne schon erwähnt: Ich hege große Sympathien für Menschen, die beschließen, keine tierischen Produkte zu essen, weil sie nicht für das Leid von Lebewesen verantwortlich sein wollen. Die Zustände in der industriellen Massentiererzeugung sind eine Zumutung. Und wer beschließt, dass für ihn keine Tiere ihr Leben lassen sollen, kommt an veganer Ernährung nicht vorbei.

Weil Legehennen so aufs Eierlegen hochgezüchtet sind, dass sich die Mast der männlichen Küken nicht lohnt, weil sie für eine lukrative Vermarktung viel zu langsam Fleisch ansetzen, wurden allein 2013 50 Millionen frisch geschlüpfte Hähne getötet.[101] Und auch wer Milch trinkt, ist Teil der »Tötungskette«. Denn um Milch zu produzieren, müssen Kühe regelmäßig kalben. Die männlichen Kälber gehen anschließend in die Mast. Und auch die Milchkühe landen mittelfristig auf unseren Tellern: nach um die fünf Zyklen mit Kälbern und Milch werden sie zu Hackfleisch verarbeitet.

Immer mehr Verbraucher setzen inzwischen aber deshalb auf vegetarische oder vegane Ernährung, weil sie sich davon einen gesundheitlichen Vorteil versprechen. Im Frühjahr 2015 hatte ich die Gelegenheit, in Berlin bei einem veganen Kochkurs zu drehen. Viele der Teilnehmer waren gerade dabei, ihre Ernährung auf »tierfrei« umzustellen. Und praktisch alle Teilnehmer erzählten mir, dass ihre Motivation dabei hauptsächlich die Gesundheit sei. Das Tierwohl spielte nur bei ein oder zwei der Hobbyköche eine entscheidende Rolle.

Der Vegetarierbund Deutschland flutet die Presse mit Meldungen darüber, dass Vegetarier im Schnitt fast zehn Jahre länger leben als Fleischesser[102], auch wenn sich die Wissenschaft bis heute nicht einig darüber ist, ob dieser Effekt tatsächlich auf den Fleischverzicht zurückgeht oder eher auf

---

[101] http://www.peta.de/eier#.VsWwMkDCdDR

[102] https://vebu.de/themen/gesundheit/studien/1458-vegetarier-leben-95-jahre-laenger

die Tatsache, dass Vegetarier auch sonst einen gesünderen Lebensstil pflegen, etwa weil sie sich mehr bewegen, weniger rauchen und Alkohol trinken oder mehr schlafen.

Andererseits ist inzwischen zumindest wissenschaftlich gesichert, dass eine vegetarische oder vegane Ernährung nicht schadet – in den fleischverliebten Nachkriegsjahren konnten sich viele Deutsche ja gar nicht vorstellen, dass ein Überleben ohne Sonntagsbraten und Wurstwaren möglich sein sollte. Als zu meinen Teenagerzeiten die ersten meiner Freundinnen beschlossen, sich vegetarisch zu ernähren, reagierten die Mütter entsetzt und besorgt: Ohne Fleisch, dass kann ja gar nicht gehen! Viele Studien später ist klar, dass nichts gegen eine Ernährung ohne tierische Produkte spricht. Lediglich bei Schwangeren und Kleinkindern muss etwas genauer auf die Versorgung mit Vitamin B12 geachtet werden, aber selbst dieses Problem ist lösbar, notfalls mit Nahrungssupplementen.

Nun sind wir Menschen seit vielen Jahrtausenden Allesfresser: unsere steinzeitlichen Vorfahren bestritten einen großen Teil ihrer Nahrung aus dem, was sie so erjagen konnten. Weil das oft nicht so einfach war, entwickelte sich Fleisch bei uns kulturell zu etwas Besonderem. Später, nachdem wir Menschen sesshaft geworden waren und Ackerbau betrieben, war eine Kuh als Milchlieferant und Zugtier meist wertvoller denn als Fleischquelle – nur die wirklich Wohlhabenden konnten es sich leisten, Kühe zu schlachten und aufzuessen.

Diese Tatsachen erklären, warum Fleischgerichte in unserer Gesellschaft zum Inbegriff des Festessens wurden. Ernährungsphysiologisch ist das auch gut so, denn zu viel Fleisch kann die Entstehung von Krankheiten wie Gicht auslösen. Die Deutsche Gesellschaft für Ernährung empfiehlt in ihren Leitlinien 300 bis 600 Gramm pro Woche – in Zeiten des großindustriell erzeugten Billigfleischs essen viele Westeuropäer diese Menge eher pro Tag. Fast alle Gerichte, die als typisch für die deutsche Küche gelten, beinhalten Fleischwaren in irgendeiner Form. In Schwaben entwickelten findige Tüftler sogar ein Nationalgericht, mit dem sich religiös bedingte Fastenregeln aushebeln ließen: dann kamen einfach Maultaschen auf den Tisch, im Volksmund auch »Herrgottsbescheißerle« genannt. Der liebe Gott, so die Hoffnung der Köche, würde die Brätfülle in der Maultasche übersehen, weil sie erstens mit Spinat grün gefärbt und zweitens in einer Nudelhülle versteckt war.

## Auf der Suche nach Alternativen

So gesehen ist gut nachvollziehbar, warum Vegetarier und Veganer nicht einfach Gemüse, Obst und Getreide essen. Stattdessen sind viele stets auf der Suche nach Produkten, die irgendwie so tun, als ob sie Wurst oder Käse wären, und trotzdem nicht vom Tier stammen. Die spannende Frage dabei ist, ob sich die Fleischverzichter mit diesen Ersatzprodukten tatsächlich noch so gesund ernähren.

Wie am Anfang des Kapitels schon geschildert, ernähren sie sich damit zumindest deutlich teurer. Denn die Industrie hat die rapide steigende Zahl der fleischlos Glücklichen als lohnende Zielgruppe erkannt. Laut Zahlen des Vegetarierbundes Deutschland hat sich die Zahl in den vergangenen Jahren mehr als verzehnfacht – da geht was! Wer auf der Suche nach fleischlosen Alternativen ist, macht den Geldbeutel viel bereitwilliger auf als der Normalkunde. Das Gute daran: Kein Vegetarier muss sich heute mehr blöde Sprüche bei der Grillparty anhören, weil er statt der Bratwurst seine Zucchinischeiben auf den Grill legt. Der Markt für Ersatzwürste, pflanzliche Schnitzel und ähnliche Produkte explodiert momentan geradezu, und an der Spitze der Bewegung steht eine

Firma, die lange Zeit der Inbegriff deutscher Wurstkultur war: die Rügenwalder Mühle, eine der bekanntesten Marken im Wurstsektor und mit über 175 Millionen Euro Umsatz 2014 einer der Großen der Branche.

Als die Firma im Dezember 2014 mit einer fleischfreien Produktlinie auf den Markt kam, schwankten die Reaktionen zwischen Staunen und Spott. Der Spott legte sich schnell: Die Veggie-Würste wurden zum Verkaufsschlager und liegen mittlerweile in jedem Supermarktkühlregal. Auf seiner Homepage schreibt das Unternehmen stolz: »Unser Ziel ist es, dass vegetarische und vegane Produkte in absehbarer Zeit ein Drittel unseres Sortiments ausmachen. So wie es aktuell aussieht, kann das bereits Ende 2016 der Fall sein.«

Schauen wir uns also eines dieser Produkte genauer an: den Schinkenspicker Mortadella, der herkömmlich und fleischlos im Angebot ist. Der klassische Schinkenspicker besteht zu fast drei Vierteln aus Schweinefleisch – die teuerste Zutat. Hinzu kommen Trinkwasser, Zucker, Gewürze, Stabilisatoren, ein Antioxidationsmittel und Natriumnitrit als Konservierungsstoff. Eine gängige Art der Wurstzubereitung, relativ nah an dem, wie der Dorfmetzger vor hundert Jahren seine Schweine verwurstet hätte. Im Handel erhältlich für 1,56 Euro pro hundert Gramm.

Die vegetarische Variante kostet mehr: 1,69 Euro, obwohl das teuerste Lebensmittel, nämlich Fleisch, fehlt. Stattdessen besteht die Veggie-Wurst aus 71 Prozent Eiklar und 15 Prozent Rapsöl, beides eigentlich deutlich günstigere Rohstoffe als Schweinefleisch. Neben den typischen Wurstzutaten, die auch in der fleischigen Variante eingesetzt werden, enthält der vegetarische Schinkenspicker gleich drei Verdickungsmittel: Johannisbrotkernmehl, Xanthan und Carragen. Verdicker sind die Lieblinge der Lebensmittelindustrie: Kleinste Mengen binden Wasser so effektiv, dass sich daraus beinahe jede Konsistenz zaubern lässt. So kann man Mayonnaise fast ohne Eier und Joghurt mit ganz wenig Milch herstellen. Oder eben Wurst ohne Fleisch. Außerdem finden sich darin die Farbstoffe Carotin und Anthocyane, weil Eiweiß und Öl nun mal nicht die hübsche rosige Farbe liefern können, die wir von Wurst, selbst wenn sie vegetarisch sein soll, erwarten. In Brot, Nudeln und Fleischzubereitungen wären diese Farbstoffe gemäß EU-Verordnung übrigens nicht zugelassen, weil eine Täuschungsgefahr für den Verbraucher besteht.[103] Aber in diesem Fall möchte der Verbraucher das ja gerade.

Rügenwalder würde nun vermutlich argumentieren, dass die Entwicklung und Herstellung einer Alternativwurst viel teurer ist – trotzdem fällt auf, dass ich als Kunde mehr Geld für mehr Chemie bezahle, und ob es ethisch so viel besser ist, Eier statt Fleisch zu essen, kann man durchaus hinterfragen. Rügenwalder jedenfalls expandiert weiter, ein eigener Produktionsstandort für die Fleischlos-Linie ist geplant, eine vegane Produktpalette ebenfalls.

## Die chemische Trickkiste

Auf dem Gelände des Hamburger Großmarktes hat das Schülerlabor Scolab seinen Sitz. Lebensmittelchemikerin Kerstin Filipzik hält dort mit Schülern Workshops ab, bei denen sie den Zutaten von verarbeiteten Lebensmitteln auf den Grund gehen können. An einem grauen Apriltag 2015 analysiere ich gemeinsam mit der Scolab-Leiterin vegane Käsesorten. Wobei diese Produkte laut EU-Verordnung nicht Käse heißen dürfen. Deshalb kommen sie unter Namen wie »Pizza-Schmelz« oder »Mozzarella-Style« in den Handel, möglichst ähnlich

---

[103] http://eur-lex.europa.eu/legal-content/DE/TXT/?uri=celex%3A32011R1129

verpackt wie die tierischen Vergleichswaren.

Die Diskrepanz zwischen Original und veganer Variante, was Rezeptur und Verarbeitung angeht, ist allerdings noch deutlich größer als bei den Rügenwalder Würsten. Käse ist, selbst als billige Supermarktware, in der Herstellung immer noch sehr nah an den Traditionen unserer Vorfahren: Mit Hilfe von Enzymen oder Milchsäurebakterien wird Milch zum Gerinnen gebracht. Anschließend muss der Käse reifen, je nach Sorte tage-, monate- oder gar jahrelang.

Die Herstellung von Ersatzkäse geht viel schneller, dank den Segnungen der Lebensmittelchemie, und die Ausgangsprodukte sind größtenteils noch billiger als beim Wurstersatz. Beim Sichten der Zutatenlisten stoßen wir oft auf Sojaprotein und Palmöl, beides Zutaten mit zumindest problematischer Ökobilanz. Außerdem billige Füllstoffe wie Kartoffelstärke oder diverse Zuckersorten. Hinzu kommt, wieder mal, die ganze Palette von Verdickungsmitteln, um die Fett-Eiweiß-Mischung in eine käseähnliche Konsistenz zu zwingen. Für die Lebensmittelchemikerin ist klar, dass diese Mischung unter gesundheitlichen Aspekten nicht besonders wertig sein kann: »Hier ist nichts drin, was wirklich einen hohen Wert als Lebensmittel hätte«, sagt sie. »Es wird durch die Gesamtkomposition zu einem Produkt, was durchaus an Käse erinnert, an Mozzarella, und mir als Veganer oder Vegetarier das Gefühl gibt, ich kann ganz normal weiter essen, so wie ich es vorher gewohnt war.« Und sie stellt fest: »Es ist auf jeden Fall nichts gesünder daran als an dem ursprünglichen Käse. Der einzige Punkt ist, dass ich eben pflanzliche Produkte esse.«

Gemeinsam mit Kerstin Filipzik baue ich die Rezeptur eines solchen Pseudo-Käses nach. Es entsteht eine weißliche Glibbermasse, die weder wie Käse aussieht, noch wie Käse schmeckt. Also kommt noch Farbstoff dazu, und natürliches

Aroma. Wobei die EU-Gesetzgebung hier ziemlich irreführend ist: »natürlich« bedeutet nämlich keineswegs, dass der Geschmack irgendwie aus dem natürlichen Produkt gewonnen wurde. Die Bezeichnung verspricht lediglich, dass der Geschmacksstoff auf natürlichen Grundzutaten beruht. Daher kommt übrigens auch das Gerücht, dass im Erdbeerjoghurt Sägespäne seien. Tatsächlich geht es auch hier um Aromen, die im Fall der Erdbeere aus Holzspänen extrahiert werden und im Fall von Käsegeschmack mit Hilfe von Schimmelpilzen. »Natürliches Aroma wird mikrobiologisch gewonnen«, erklärt die Lebensmittelfachfrau. »Sie haben irgendwelche Mikroorganismen, die Ihnen ein Aroma produzieren. Natürliches Aroma heißt nur, dass in der Produktion des Aromas ein Naturstoff mit beteiligt war.«

Am Ende unserer Chemiestunde haben wir tatsächlich etwas zusammengepanscht, das optisch ohne weiteres als Ersatzkäse durchginge. Über den Geschmack kann man streiten, aber wer entschlossen ist, tierische Produkte zu vermeiden, nimmt diese Abstriche vermutlich in Kauf. Für Kerstin Filipzik ein erstaunliches Phänomen: »Es sind eigentlich ganz billige Stoffe, die eben durch die Herstellungsweise und durch die vielen Zusatzstoffe und Aromen hübsch gemacht werden. Und das Schlimme ist, es wird extrem teuer verkauft, weil das in ist. Wir sind bereit, viel Geld für viel wertlosere Sachen zu bezahlen!«

## Was nicht passt, wird passend gemacht!

Vegan Kochen ist eigentlich relativ leicht. Gerade die asiatischen oder orientalischen Küchen bieten viele Gerichte, die komplett ohne tierische Zutaten auskommen. Gemüse-Curry mit Kokosmilch, Falafel mit Hummus, Tofu-Pfannen. Selbst die klassische deutsche Küche kennt vegane Rezepte: Kartoffelpuffer mit Apfelmus, zum Beispiel. Oder Linsensuppe. Und natürlich die längst eingedeutschten Spaghetti mit Tomatensauce. Weil alles vom Tier fast immer viel teurer ist als pflanzliche Nahrung, gehören entsprechende Rezepte überall auf der Welt zur Küchentradition.

Schwieriger wird es, wenn man seine Vorlieben nicht umstellen mag und weiter im Prinzip so essen will wie zuvor – nur ohne Tier. Im Grunde ist Kochen ja nichts anderes als angewandte Lebensmittelchemie, bei der wir seit Jahrtausenden die spezifischen Eigenschaften bestimmter Lebensmittel gewinnbringend nutzen. Eier binden Teig und sorgen für Festigkeit, Sahne macht Süßspeisen luftig und stabil zugleich. Kokosmilch, zum Beispiel, hat nun mal eine andere Zusammensetzung als Kuhmilch und kann deshalb nicht das Gleiche. Dafür sind dann wieder Zusatzstoffe nötig.

Beim schon erwähnten Besuch im Kochkurs für Veganer stoße ich daher auf Produkte, deren gesundheitlicher Wert sich mir nicht wirklich erschließt. Zubereitet werden soll zum Nachtisch eine Kokosmousse. In der klassischen Küche enthält alles, was Mousse heißt, Sahne – für die feinporige, schaumige Textur. Weil Sahne ja verboten ist, weicht die Kochkursleiterin auf sogenannte Kokossahne aus. Das klingt erst mal gut – warum soll man aus Kokosmilch nicht auch so eine Art Sahne machen können.

Als ich mir die Packung genauer ansehe, komme ich ins Grübeln. Die Zutatenliste klingt für mich eher abschreckend: Neben der namensgebenden Kokosmilch stehen da Verdickungsmittel, Säureregulatoren, Emulgatoren, Invertzuckersirup, gehärtetes Pflanzenfett, Aromen – alles das ist nötig, damit die Kokosmilch schafft, was Sahne ohne Zusatzchemie kann, nämlich stabilen Schaum erzeugen.

## Glutamatbrei?

Am Rande der Schwäbischen Alb liegen die Produktionsstätten von einem der führenden Hersteller für veganen Fleisch- und Wurstersatz. 1993 gründete der studierte Ostasienwissenschaftler Klaus Gaiser eine Firma, die fernöstliche Zubereitungsweisen für die Herstellung von fleischähnlichen Produkten nutzen wollte. Unter dem Handelsnamen Wheaty fabriziert die Firma Topas nach eigenen Angaben heute mit über 100 Mitarbeitern 50 verschiedene vegane Produkte, die in 16 europäischen Ländern vertrieben werden: Frikadellen, Schnitzel, Würste – das volle Programm! Eine echte Erfolgsgeschichte, die ganz sicher auch darauf beruht, dass Firmenchef Gaiser selbst gerne klassische Hausmannskost isst und in seiner firmeneigenen Versuchsküche deshalb sehr geschickt die Geschmacksvorlieben seiner Kundschaft zu treffen sucht. Das geht allerdings nur mit Hilfe eines Stoffes, der etwas in Verruf geraten ist.

Hefeextrakt gehört zum Standardprogramm der konventionellen Lebensmittelindustrie. Er wird von Fertiggerichtherstellern gerne verwendet, weil sich dadurch der Anteil der teuren Zutat Fleisch reduzieren lässt, ohne dass der Kunde das geschmacklich merkt. Früher hat die Industrie zu diesem Zweck Glutamat eingesetzt. Weil mittlerweile viele Verbraucher davor zurückschrecken, hat Hefeextrakt diese Funktion übernommen. Chemisch ist das im Prinzip das Gleiche, hat aber den Vorteil, dass es irgendwie natürlicher klingt – wir backen ja alle mal mit Hefe – und dass es laut EU-Lebensmittelverordnung nicht als »Zusatzstoff« deklariert werden muss, sondern als »Zutat«. Wer Hefeextrakt in seine Produkte mischt, darf auf der Packung damit werben, dass seine Ware »ohne geschmacksverstärkende Zusatzstoffe« auskommt, obwohl Hefeextrakt eindeutig ein Geschmacksverstärker ist, aber streng juristisch eben kein Zusatzstoff.

Zurück zu den Wheaty-Würsten: Die schmecken deshalb so verblüffend fleischnah, weil ordentlich Hefeextrakt drin ist. Dafür kommen sie immerhin ohne Aromen aus. Die Produktionsstätte ist in einer ehemaligen Großmetzgerei – vegane Wiener Würstchen oder Bratwürste werden im Prinzip mit den gleichen Gerätschaften gefertigt wie herkömmliche Würste. Der Grundstoff allerdings birgt fast schon eine ironische Pointe: Gaiser verwurstet Seitan, eine in Japan verbreitete Spezialität. Diese tofuähnliche Masse wird nicht aus Soja erzeugt, sondern aus Weizen, wie der Name Wheaty schon nahelegt, und zwar, ausgerechnet, aus dem bei vielen so verrufenen Weizenkleber Gluten! Moment, Gluten ist furchtbar böse und gefährlich – außer es trägt das Label »vegan«, dann ist doch wieder alles gut? Manchmal kann politisch korrekte Ernährung ganz schön kompliziert sein.

# 11. Warum Superfood gar nicht so super ist

Neulich im Bio-Supermarkt. Ich will eigentlich nur noch ein paar Äpfel und etwas Käse kaufen, als mein Blick an einem Marktstand mit einladend präsentierten Körben hängen bleibt. Darin kleine weiße Tüten mit bunten Retro-Logos. »kale-os« heißt das Produkt, irgendeine Art Chips offensichtlich. Und mutmaßlich ungeheuer gesund. Denn genauso groß wie der Produktname steht auf den Packungen: »organic/gluten-free/raw/vegan/paleo«. Gleich fünf der wichtigsten Schlüsselreize in Sachen besserer Ernährung auf nur einer Packung.

Die Produktinformation auf der Rückseite legt noch einen drauf: »Wir braten oder backen unsere Chips nicht. Daher sind sie frei von Transfettsäuren und Acrylamid. (...) Auf Wiedersehen, frittierte Chips, hallo heilige Kale-Os!«

Heilig – so gut gleich? Da lässt sich sogar verschmerzen, dass der trendige Knabberkram mit 4,59 Euro für gerade mal 10 Gramm ungefähr das Fünfzigfache von normalen Kartoffelchips kostet. Ich werde trotzdem schwach und kaufe: Kartoffelchips sind meine Achillesferse in Sachen Ernährung, mit hohem Suchtfaktor. Und wenn es da eine Alternative geben sollte, total gesund.

Während ich zu Hause die grünen Chips kaue – eine eher freudlose Angelegenheit, etwa so, als ob man einen Snack aus getrocknetem Heu hergestellt hätte –, nehme ich mir die Zutatenliste der vermeintlich gesunden Chips vor. Eine ernüchternde Beschäftigung: Der Kaloriengehalt der luftgetrockneten Wunderchips liegt nur rund zehn Prozent unter dem herkömmlicher Kartoffelchips. Der Fettgehalt ist etwa gleich, wobei die Superchips sogar etwas mehr gesättigte Fettsäuren enthalten – das sind jene Fette, vor denen Sie Gesundheitsberater jahrzehntelang gewarnt haben. Dafür liefern die Super-Chips fast fünf Mal so viel Zucker wie etwa Paprika-Chips aus dem Supermarkt. Deswegen sind nun beide Chips-Sorten nicht unbedingt ungesund. Es kommt ja, wie schon mehrfach beschrieben, in erster Linie auf die Essensmenge an. Ein Zehn-Gramm-Tütchen »kale-os« mit seinen 54 Kilokalorien ist leicht im Tagesplan unterzubringen, ohne dass gleich Fettleibigkeit oder Diabetes droht. Aber gesünder als die viel günstigeren Kartoffelchips aus dem Supermarkt um die Ecke ist der exklusive Snack eben auch nicht.

## Der Angriff auf unseren Geldbeutel

Die Vermarktung von absurd teuren Lebensmitteln funktioniert heutzutage am besten unter dem Label »Superfood«. Superfood ist in aller Regel sehr exotisch, schwierig zu beschaffen, und irgendwo auf der Welt gibt es ein Naturvolk, das seine bemerkenswerte Langlebigkeit genau diesem Produkt verdankt. Chia-Samen, Goji-Beeren, Spirulina-Algen, Acai-Beeren – alle paar Monate macht eine neue Wunderwaffe im Kampf ums lange Leben die Runde durch Frauenzeitschriften und Internetforen.

In den USA ist »Kale« seit einiger Zeit besonders angesagt. Was dort so exotisch daherkommt, ist bei uns Teil der klassischen Winterkost: Denn Kale ist nichts anderes als Grünkohl! Ein traditionelles Wintergemüse. Eine der wenigen Möglichkeiten, sich auch im tiefsten Januar frisch mit heimischem Gemüse zu versorgen. In der Tat reich an Vitaminen und Spurenelementen. Und jenseits des großen Teichs, wo Grünkohl mit Pinkel offenbar unbekannt ist, exotisch genug, um als neues Superfood durchzugehen.

Wie man einschlägigen Klatschblättern entnehmen kann, bin ich in bester Gesellschaft, wenn ich Grünkohl-Chips knabbere. Hollywoodstar Jennifer Aniston soll diesem Snack angeblich ihren Traumkörper verdanken. Schauspielerin Gwyneth Paltrow, mittlerweile ebenso berühmt für ihr strenges Nahrungsmittelregime wie für ihre Filme, empfiehlt schon zum Frühstück einen Saft aus Grünkohl, Zitrone, Apfel, Ingwer und Minze.[104] Der Fastfood-Riese McDonalds testete im Frühjahr 2015 in neun südkalifornischen Filialen Frühstücksgerichte mit Grünkohl.[105] Und die New York Times veröffentlicht auf ihren Kochseiten immer neue Rezepte mit dem Trendgemüse.

Nun ist es hierzulande vermutlich etwas schwieriger, ausgerechnet Grünkohl ähnlich trendig zu vermarkten wie in

---

[104] Gwyneth Paltrow: Meine Rezepte für Gesundheit und gutes Aussehen. Genießen ohne Gluten, Zucker und Laktose, Aarau/München 2014.

[105] http://www.handelsblatt.com/unternehmen/handel-konsumgueter/superfood-in-usa-mcdonalds-kaempft-mit-gruenkohl-gegen-imageproblem/11776016.html

den USA – dafür ist uns das Wintergemüse schlicht zu vertraut, als Bestandteil klassischer Hausmannskost. Deshalb liefen meine Luxus-Chips aus dem Bioladen wohl auch unter der englischen Bezeichnung. Auf dem deutschen Markt funktioniert besser, was etwa aus Südamerika kommt. Wenn man irgendeinen Indianerstamm, gerne aus den Anden, marketingtechnisch ausbeuten kann, ist man als Hersteller schon mal weit vorne – untergegangene Völker, mit uraltem Ernährungswissen, das uns modernen Menschen leider verloren gegangen ist, aber jetzt, wieder entdeckt, dafür sorgen soll, dass wir uns gegen Stress, Zivilisationskrankheiten und andere Beschwernisse behaupten können.

Ein schönes Beispiel dafür sind Chia-Samen, die seit einiger Zeit die Frühstückspalette gesundheitsbewusster Deutscher ergänzen, im Müsli untergemischt oder übers Joghurt gestreut. Das »wahre Gold der Inka« heißt es dann, oder das »Urgetreide der Maya«. Die Azteken sollen Chia-Samen sogar vor Schlachten als »Überlebensmahlzeit« eingenommen haben, behaupten Fitness-Apostel.[106] Als »Superfood« eindeutig noch besser zu vermarkten als Grünkohl, weil man nicht erst Rezeptbücher wälzen muss, sondern die Samen dankenswerterweise einfach dem beifügen muss, was man sowieso isst.

## Was steckt in den Wundersamen?

Tatsächlich sind Chia-Samen reich an einer ganzen Reihe von Mineralstoffen und Vitaminen, die unser Körper benötigt. Allerdings gibt es bei uns in Europa ein Korn, das mehr oder weniger die gleichen Nährstoffe liefert: Leinsamen. Die kleinen braunen Körnchen enthalten ähnlich viel Kalium,

---

[106] Achim Sam: Clean your Life. In sechs Wochen zur Bestform, München 2015.

Magnesium und Eisen und vergleichbare Mengen des Vitamins B2. Chia-Samen bieten zwar deutlich mehr Kalzium und Vitamin B3, dafür liegt unser heimischer Leinsamen bei Vitamin A, E und Folsäure weit vorne.

Auch wenn nicht überliefert ist, ob germanische Krieger sich vor ihren Kämpfen gegen die Römer löffelweise Leinsamen zugeführt haben – in seiner Wirkung kann es Leinsamen mit den Aztekenkörnern locker aufnehmen (und gemeinsam haben Azteken, Inkas und Germanen, nebenbei erwähnt, die Tatsache, dass sie ihren Eroberern, ob mit oder ohne Wunderkorn, schließlich unterlegen waren). Was den Nährstoffgehalt angeht, ist es also relativ egal, ob Ihr Müsli Leinsamen oder Chia-Samen enthält. Für Ihren Geldbeutel jedoch ist der Unterschied beträchtlich: Das Kilo Chia-Samen kostet im Onlinehandel um die 20 Euro. Das Kilo Leinsamen gibt es schon für drei Euro, also weniger als ein Sechstel. Die EU-Kommission empfiehlt, pro Tag nicht mehr als 15 Gramm Chia-Samen zu verzehren.[107] Bei dieser Menge relativiert sich der Nutzen der teuren Körnchen dann doch erheblich: 15 Gramm Chia-Samen liefern so viel Vitamin C wie zwei (!!!) Gramm Apfel, und so viel Magnesium wie zwei Scheiben Roggenbrot.

Fast immer gibt es zu den exotischen Wunderkörnern oder -beeren einheimische Alternativen, die genau deshalb für uns im Grunde sogar wertvoller sind – weil sie nicht tausende Kilometer transportiert werden müssen und damit der Umwelt schaden. Ein weiteres Beispiel dafür ist die Acai-Beere. Hier sind es brasilianische Medizinmänner aus dem amazonischen Dschungel, die angeblich seit Jahrhunderten auf die Heilkraft der dunklen Beeren vertrauen. Tatsächlich enthalten Acai-Beeren viele Vitamine und Anthocyane – Pflan-

---

[107] Amtsblatt der Europäischen Union, 24.01.2013, L 21/34.

zenfarbstoffe, die Körperzellen vor freien Radikalen schützen sollen. Wie sinnvoll die gezielte Zufuhr von solchen Antioxidantien überhaupt ist, dazu später mehr. Aber selbst wenn wir mal unterstellen, dass das alles wertvoll für uns sei: Besonders wertvoll ist die Acai-Beere vorrangig für jemanden, der sie frisch geerntet in Brasilien isst. Weil die empfindlichen Früchte aber den Transport zu uns kaum überstehen, werden sie vor Ort getrocknet oder zu Pulpe – das ist eine breiige Masse, die sich konservieren lässt – verarbeitet.

Vitamine sind bekanntlich nur eingeschränkt haltbar, weshalb man jegliches Obst immer möglichst bald nach der Ernte essen sollte. Und was den Anthocyan-Gehalt betrifft: Einheimische Lebensmittel wie Rotkohl, rote Trauben, Holunder und schwarze Johannisbeeren liefern ähnlich viel von dem gesundheitsfördernden Pflanzenfarbstoff wie Acai-Beeren. Nur für viel, viel weniger Geld.

## Die Schattenseiten von Superfood

Manchmal ist Superfood allerdings auch super belastet. Die Goji-Beere zum Beispiel. Die kleine rote Frucht stammt ursprünglich aus den bergigen Regionen Chinas, der Mongolei und Tibet. Wieder mal also ein Lebensmittel aus unzugänglichen Regionen der Welt, wo Urvölker seit Jahrtausenden … Sie kennen das jetzt schon! Wieder mal haben wir es mit hohem Vitaminreichtum und Antioxidantien zu tun, außerdem mit Eisen und mit »21 wichtigen Spurenelementen (darunter Germanium), die es aufgrund der oft ausgelaugten landwirtschaftlichen Böden in unseren Grundnahrungsmitteln heute kaum noch gibt«.[108]

---

[108] http://www.zentrum-der-gesundheit.de/goji-beeren-ia.html

Dieses euphorische Lob stammt von der Internetdomain »Zentrum der Gesundheit«, einer Seite, der die Hamburger Verbraucherzentrale vorwirft, ein großes Verkaufsinteresse an den besprochenen Produkten zu verfolgen. Folgerichtig kann man auf der Seite über Goji-Beeren diese auch online bestellen, zum Beispiel als Saft für stolze 12,90 Euro pro halbem Liter. Fast schon ein Schnäppchen: In meinem Supermarkt kostet die gleiche Menge Bio-Goji-Beeren-Saft sogar fast 20 Euro.

Nun ist diese Werbung mit Bezug auf unsere raubbauartige Landwirtschaft besonders zynisch, denn die bei uns im Handel erhältlichen Goji-Beeren kommen meistens aus China. Die chinesische Landwirtschaft ist nicht unbedingt dafür berühmt, sich besonders konsequent an Umweltstandards zu halten.

Das Chemische und Veterinäruntersuchungsamt Stuttgart hat Anfang 2010 15 Proben getrockneter Goji-Beeren untersucht. Ergebnis: »13 von 14 Proben (93 %) konventionell angebauter Gojibeeren mussten aufgrund von Höchstmengenüberschreitungen des Insektizids Acetamiprid beanstandet werden! Eine Probe wies zusätzlich eine Überschreitung der Höchstmenge des Fungizids Chlorthalonil auf. Insgesamt wurden in den 14 Proben aus konventionellem Anbau 34 unterschiedliche Pestizide nachgewiesen, wobei durchschnittlich 12,9 verschiedene Pestizide pro Beerenprobe mit einem Maximum von 19 verschiedenen Wirkstoffen in einer Beerenprobe festgestellt wurden.«[109] Nur Goji-Beeren aus ökologischem Anbau blieben unbeanstandet, wiesen aber immerhin noch Spuren zweier Pestizide auf. Die Wunderbeeren als Gift-Bomben?

---

[109] http://www.ua-bw.de/pub/beitrag.asp?subid=1&Thema_ID=5&ID=1276&Pdf=No

Im Falle der Goji-Beeren gibt es obendrein dringende gesundheitliche Gründe, die Beeren lieber nicht zu essen, zumindest in Verbindung mit bestimmten Medikamenten. 2013 hat das Bundesinstitut für Arzneimittel und Medizinprodukte vier Fallberichte veröffentlicht, wo Tee oder Saft aus Goji-Beeren in lebensbedrohlicher Weise mit Gerinnungshemmern interagierte.[110] Gerinnungshemmer gehören zu den gängigen und weitverbreiteten Medikamenten etwa für Menschen mit Schlaganfall- oder Thrombose-Risiko oder für Patienten, die an Herzrhythmusstörungen leiden. Die beschriebenen Personen erlitten lebensgefährliche Blutungen. Die behandelnden Ärzte konnten diese auf die Wechselwirkung zwischen dem Medikament und den Goji-Beeren zurückführen.

## Markterfolg als Bumerang

Das Jahr 2013 erklärte UN-Generalsekretär Ban Ki-moon zum »Jahr der Quinoa« – die anspruchslose Pflanze sollte, so der Koreaner, einen wichtigen Beitrag zur Bekämpfung des Hungers in der Welt leisten, weil sie auch in regenarmen Gegenden gut wächst. Zu diesem Zeitpunkt war Quinoa jedoch schon dabei, eine Karriere zu machen, die für ihre Herkunftsländer zum Problem werden sollte – als supergesunde Getreidealternative für ernährungsbewusste Europäer.

Die traditionelle Feldfrucht aus den Anden ist ein unscheinbares Kraut. Ihre Samen jedoch, kleine Körner, die ein bisschen aussehen wie Hirse, sind glutenfrei und reich an Eiweiß. Die Inkas verwendeten sie beim Kochen ähnlich wie

---

[110] http://www.aerzteblatt.de/nachrichten/53927/Goji-Beere-BfArM-warnt-vor-Interaktion-mit-Vitamin-K-Antagonisten

Reis. Zu Zeiten der spanischen Eroberer war der Anbau bei Todesstrafe verboten – die Conquistadores wollten ihre indianischen Gegner damit entscheidend schwächen. Andenvolk, Nährstoffreichtum – damit ist Quinoa geradezu dafür prädestiniert, in die Superfood-Liga aufzusteigen. In Bioläden steht Quinoa heute bei uns selbstverständlich im Regal. Kantinen servieren Quinoa-Pfannen. Sogar im Kochbeutel kann man den sogenannten Inka-Reis inzwischen kaufen. Dabei ist Quinoa – typisch Superfood eben – nicht billig: 18 Euro das Kilo, Reis bekommt man ab unter einem Euro.

Weil wir Europäer so gerne bereit sind, die Körner aus den Anden für viel Geld zu kaufen, sind die Handelspreise explodiert. Schweizer Reporter haben das für den Tagesanzeiger 2013 recherchiert: Auf dem Weltmarkt wurden zu dieser Zeit 3200 US-Dollar pro Tonne erzielt, fast dreimal so viel wie fünf Jahre zuvor. Damit wurde die traditionelle Pflanze für die Einheimischen zu teuer. Und weil viele bolivianische Bauern, angelockt vom hohen Vermarktungspotential der Pflanze, nun lieber Quinoa anbauten als Grundnahrungsmittel wie Kartoffeln, Hafer oder Bohnen, fürchteten Fachleute, so der Tagesanzeiger, um die Ernährungssicherheit der heimischen Bevölkerung, und das in einem Land, in dem ohnehin schon jedes fünfte Kind an Unterernährung litt. Gleichzeitig belastet demnach der immer exzessivere Quinoa-Anbau das empfindliche Ökosystem in den Anden.[111]

Die nächste Pflanze mit einer ähnlichen Karriere könnte das Getreide Teff werden. Die unvermeidliche Gwyneth Paltrow hat sich bereits als Fan geoutet, Victoria Beckham ebenfalls. Frauenzeitschriften jubeln über das nächste Mitglied der Su-

---

[111] http://www.tagesanzeiger.ch/leben/gesellschaft/Die-Schattenseiten-des-Quinoa-Booms/story/15201968

perfoodfamilie. Die glutenfreie Hirseart enthält noch mehr Kalzium als Quinoa und ist auch sonst reich an Nährstoffen. In deutschen Bioläden geht Teffmehl für 10 Euro das Kilo über den Tresen – selbst hochwertiges Bio-Weizenmehl kostet nur ein Zehntel. Teff wird hauptsächlich in Äthiopien angebaut, also einem der ärmsten Länder der Erde. Dort wächst auf etwa 30 Prozent der gesamten Ackerfläche dieses kleinstkörnige Getreide der Welt. Die Bevölkerung backt daraus Injera, ein schwammartiges Fladenbrot, das als Grundnahrungsmittel der Äthiopier dient – billig, nährstoffreich, gerade für die Landbevölkerung kaum zu ersetzen.

In einem Land, in dem über die Hälfte der Bevölkerung mit weniger als einem Dollar pro Tag auskommen muss, könnte die frisch erwachte Teff-Leidenschaft in den westlichen Industrieländern für Äthiopien schnell zu einem ähnlichen Problem werden wie der Quinoa-Hype für Bolivien. Die äthiopische Regierung hat deshalb erst mal ein Exportverbot für das gefragte Getreide erlassen. Nur mit Lizenz darf Teff noch ausgeführt werden.[112] Ob das den Boom stoppen kann, scheint fraglich: Wo Superfood mit Supereigenschaften für Supergewinne sorgt, bleiben Vernunft und Augenmaß gerne mal auf der Strecke.

## Die Süße der Agave

Oft ist das, was irgendwie natürlich, irgendwie besonders und irgendwie ursprünglich klingt, viel weniger hochwertig, als uns seine Vermarkter glauben machen wollen. Jeder, der Kinder hat, kennt vermutlich die Suche nach gesünderen Alternativen zum Süßen. Was den Kaloriengehalt betrifft, ist es

---

[112] *DIE ZEIT* 2015/5, 29. Januar 2015.

zwar eigentlich fast egal, ob der Tee durch Zucker oder Honig süß schmeckt. Auch Dicksäfte aus Früchten liegen nur knapp unter der Energiemenge aus Zucker. Aber irgendwie fühlen sich die Alternativen nun mal weniger böse an.

Genau diesem Gefühl verdankt der Agavendicksaft seinen Siegeszug. Wir treffen dabei auf die üblichen Verdächtigen: eine ganz alte Kulturpflanze, Mexiko, also weit weg, und wohnen da nicht auch Indianer? Kein Wunder also, dass der süße Saft inzwischen zum Standardsortiment von Bioläden gehört und in zahlreichen deutschen Haushalten den bösen weißen Zucker ersetzt. Und klar, dass so viel Natur auch etwas teurer sein muss. Nun ist die Vorstellung, wie der Ur-Mexikaner, vor gleißender Sonne geschützt durch einen Sombrero, seine traditionelle Süße aus Agavenblättern zapft, zwar schön – hat aber leider wenig mit der Realität zu tun. Tatsächlich ist Agavendicksaft meist ein hoch prozessiertes Industrieprodukt. Denn die traditionelle Methode, den süßen Saft zu gewinnen, ist teuer und langwierig: Dabei wird der innere Kern der Agave entfernt, und in dem so entstandenen Loch sammelt sich langsam der leicht verderbliche Saft. Diesen muss man filtern, erhitzen und eindicken, um ihn haltbar zu machen. So weit die romantische Theorie. In der Praxis – und erst recht, seit Agavendicksaft zur weltweit erfolgreichen Zuckeralternative hochgejubelt wurde – kann man die Süße aus den Agavenwurzeln auch mit Hilfe von Fluorwasserstoff und Schwefelsäure extrahieren – das erspart die Wartezeit und ermöglicht die industrielle Produktion des gewinnträchtigen Sirups.

Auch der gesundheitliche Nutzen ist eher relativ: Die Süße im Agavendicksaft rührt fast ausschließlich von Fruktose her, Fruchtzucker also. Ein Stoff, gegen den im Prinzip nichts zu sagen ist, wenn wir ihn in Form von Obst zu uns nehmen, in entsprechend überschaubaren Mengen. Hochkonzentriert jedoch kann Fruktose zum Problem werden: Das Bundesamt für Risikobewertung warnt davor, dass Fruktose den Stoffwechsel negativ beeinflussen könne. Fruchtzucker, so die Behörde, verringere das natürliche Sättigungsgefühl.[113] Ein paar Kalorien weniger also und dafür mehr Appetit – das klingt nach einer klassischen Milchmädchenrechnung.

## Wissenschaftliche Scheinbelege

Superfood ist kein gesetzlich geschützter Begriff. Und manchmal reicht es ja schon, bestimmte Botschaften oft und aggressiv genug zu wiederholen, und sie sickern so nachhaltig in unser kollektives Bewusstsein ein, dass sie zwangsläufig bestimmte Assoziationen auslösen. So führen Hersteller, die uns Wunder wirkende Beeren, Körner und andere Heilsbringer verkaufen wollen, eigentlich immer eindrucksvolle Studien an, bei denen angeblich nachgewiesen wurde, wie die Inhaltsstoffe eben dieses Lebensmittels Krebs verhindern, das Immunsystem stärken oder sonst irgendwie extrem gesund machen.

Eine Strategie, die gut funktioniert: Die British Dietetic Association hat ermittelt, dass 61 Prozent der Befragten schon einmal ein Lebensmittel nur deshalb gekauft haben, weil es als »Superfood« bezeichnet wurde.[114] Uns muss dabei gar nicht mehr erzählt werden, was genau die Produkte eigentlich bewirken. Das ginge übrigens auch gar nicht, denn die bereits zitierte Health-Claims-Verordnung der EU verbietet die direkte Werbung mit gesundheitsfördernden Effekten.

---

[113] http://www.bmel.de/SharedDocs/Downloads/Ernaehrung/Diaet/BfR-Fructose.html?nn=373490

[114] http://www.dailymail.co.uk/sciencetech/article-2526744/Superfood-cons-shoppers-Label-banned-marketing-ploy-hook-consumers-buying-expensive-products.html

Gut also, wenn man ein Branding wie Superfood bereits so effektiv etabliert hat. So muss man keine teuren Prozesse gegen staatliche Behörden führen und kann seine Erzeugnisse dennoch teuer an den Konsumenten bringen. Diese Marketingstrategie hat es bis in renommierte Wörterbücher geschafft. Im Oxford English Dictionary wird Superfood als »ein nährstoffreiches Lebensmittel, das als für Gesundheit und Wohlbefinden besonders förderlich erachtet wird« definiert.[115]

Ich habe in einem früheren Kapitel ausführlich geschildert, auf welch tönernen Füßen die meisten Studien stehen, die positive Auswirkung einzelner Lebensmittel oder deren Bestandteile behaupten. Bei einem so komplexen Thema wie Ernährung und angesichts der Vielzahl von Lebensmitteln, zusammengesetzt aus unzähligen Einzelwirkstoffen, ist es ungeheuer schwierig, eine einzelne Substanz als Ursache für einen gesundheitlichen Effekt auszumachen. Für die Studien, die den Nutzen von Superfood belegen sollen, gilt dies allerdings in besonders drastischem Ausmaß. Das Europäische Informationszentrum für Lebensmittel (EUFIC), eine gemeinnützige Organisation, die sich um wissenschaftlich fundiere Informationen zum Themenbereich Ernährung und Gesundheit bemüht, hat auf seiner Homepage eine ganze Reihe von Studien analysiert, die sich mit der angeblich segensreichen Wirkung von Superfood beschäftigen. EUFIC kommt zu dem Schluss, dass diese Studien wenig aussagen, schon weil dabei in aller Regel nicht das als Superfood beworbene Lebensmittel selbst erforscht wird, sondern nur eine herausgelöste Substanz, und die oft in viel größeren Mengen, als wir durch banalen Lebensmittelverzehr zu uns nehmen könnten. »Bei der Auswertung der Studien dürfte allerdings noch stärker ins Gewicht

---

[115] http://www.oxforddictionaries.com/de/definition/englisch/superfood

fallen«, stellen die Autorinnen und Autoren zudem fest, »dass bei vielen Arbeiten Tiere, wie etwa Ratten, als Bezugsmodelle genommen werden, oder dass In-Vitro-Experimente mit isolierten Kulturen menschlicher Zellen durchgeführt werden. Anhand solcher Forschungsarbeiten erhalten Wissenschaftler zwar eine Vorstellung von den Gesundheitseigenschaften und physiologischen Mechanismen bestimmter Bestandteile von Nahrungsmitteln. Es besteht aber keine Garantie, dass diese Bestandteile beim Menschen nach dem Verzehr dieselben Wirkungen erzielen. Das Untersuchen der Wirkungen im Menschen ist eine komplexe Aufgabe: Ernährungsweise, Gene und Lebensstil unterscheiden sich von Mensch zu Mensch; dies erschwert die Analyse der Auswirkungen von Nährstoffen auf die Gesundheit. Dementsprechend ist beim Erforschen der Einflüsse auf den Menschen ein anderer Ansatz zugrunde zu legen als bei Studien an Zellkulturen oder Tieren.«[116]

Kurz zusammengefasst: Ob sich diese Erkenntnisse überhaupt auf den Menschen übertragen lassen, ist mehr als zweifelhaft. Ein anderer Pferdefuß ist oft die geringe Teilnehmerzahl. So etwa bei einer Untersuchung, die nachweisen wollte, dass Goji-Beeren das allgemeine Wohlbefinden, die Gehirnleistung und die Verdauung verbessern. Sie kam mit nur 34 Probanden aus und erstreckte sich über den kurzen Zeitraum von zwei Wochen.[117] Oder Weizengras, ein anderer Dauerbrenner in der Superfood-Welt, das unter anderem gegen Darmentzündung helfen soll. Hier hatte die Studie, die dies angeblich belegt, gerade mal 23 Teilnehmer.[118] Zu den Problemen mit dem Begriff »Superfood« gehört auch die da-

---

[116] http://www.eufic.org/article/de/artid/The-science-behind-superfoods/

[117] http://www.ncbi.nlm.nih.gov/pubmed/18447631

[118] http://www.ncbi.nlm.nih.gov/pubmed/11989836

rin implizierte Herabsetzung anderer Lebensmittel: Karotten, Sellerie oder Äpfel sind im Zweifel mindestens genauso super, nur eben viel weniger gewinnträchtig zu vermarkten.

Am Ende bleibt eine recht einfache Erkenntnis: Lebensmittel sind meist nicht besser, weil sie exotischer sind. Sie lassen sich nur besser verkaufen. Wer gerne mehr Geld dafür ausgeben mag, dass ein Produkt ausgefallener ist als das, was der heimische Acker so hergibt, kann das natürlich tun. Aber wer auf Superkörner oder Wunderbeeren setzt, weil er sich davon einen gesundheitlichen Mehrwert verspricht, nutzt in erster Linie dem Geldbeutel der Produzenten.

Die Grünkohl-Chips in meinem Bio-Supermarkt haben bei meinem letzten Besuch statt 4,59 Euro übrigens nur noch 2,30 gekostet. Lief wohl nicht so.

## 12. Ballaststoffe, Antioxidantien und andere Helfer – was wirklich dahintersteckt

Seit es die Health-Claims-Verordnung der EU gibt, ist Werbung mit gesundheitsfördernder Wirkung von Lebensmitteln sehr kompliziert geworden. Umso wichtiger ist deshalb ein Vokabular, bei dem im Hintergrund irgendwie eine gesundheitliche Wirkung mitschwingt, ohne dass der Hersteller diese explizit benennen muss. Das funktioniert, wie beschrieben, bei Vitaminen. Das funktioniert noch besser beim sogenannten Superfood. Und das funktioniert mit Begriffen wie »ballaststoffreich«, ohne dass den bereitwilligen Käufern oft so richtig klar ist, was sie da nun eigentlich genau in ihren Einkaufskorb legen und warum sie viel mehr Geld für etwas bezahlen, weil es etwa Antioxidantien enthält.

Oder ist Ihnen so richtig klar, welche »freien Radikale« Ihr Essen einfangen soll und warum? Wissen Sie, warum Sie Ihr Haushaltsgeld in »Bioflavonoide« investieren sollen? Schon die reisenden Quacksalber im Mittelalter spielten geschickt mit Fachbegriffen, die irgendeine Art von Nutzen suggerierten, gerade weil ihre Zuhörer nicht so genau verstanden, wovon die Rede war. Dass ausgerechnet Ballaststoffe und Antioxidantien sich so besonders gut vermarkten lassen, hat viel mit ihrer vermeintlich Krebs verhindernden Wirkung zu tun. Diese Krankheit, die so viele ängstigt, die uns so heimtückisch überfällt, die so oft nicht heilbar ist, löst wie kein anderes Argument Kaufreflexe aus. Wenn etwas irgendwie verhindern kann, dass wir von innen zerfressen werden oder mit Chemotherapie und Bestrahlungen dahinsiechen, dann öffnen wir bereitwillig unseren Geldbeutel.

Problematisch wird diese Vermarktungsstrategie dann, wenn wir Lebensmittel kaufen und konsumieren, im Vertrauen darauf, gerade für das Extra an Gesundheit zu sorgen, uns tatsächlich aber nicht nur finanziell, sondern womöglich auch gesundheitlich schaden. Dafür können gerade Ballaststoffe und Antioxidantien unrühmliche Beispiele sein.

## Nützlicher Ballast?

Ballaststoffe sind weitgehend unverdauliche Teile von pflanzlichen Lebensmitteln. Sie bestehen aus Kohlenhydraten und haben in unserer Ernährung wichtige Funktionen: Sie quellen mit Wasser im Magen auf und sorgen so für Sättigungsgefühle und wirken positiv auf Blutzucker und Insulinwirkung. Außerdem binden sie Gallensäure im Darm. Roggen ist mit über zehn Prozent Anteil besonders ballaststoffreich, andere Getreidesorten liefern zwischen fünf und zehn Prozent, ebenso Datteln, Nüsse, Mais und manche Beeren. Der Ballaststoffgehalt der meisten Obst- und Gemüsesorten ist etwas niedriger, aber immer noch hoch genug, um sie zu klassischen Lieferanten der nicht verdaubaren Pflanzenfasern zu machen.

Die Deutsche Gesellschaft für Ernährung rät, täglich mindestens 30 Gramm Ballaststoffe zu sich zu nehmen, die Ernährungsempfehlung der Deutschen Diabetes-Gesellschaft empfiehlt erkrankten Diabetikern sogar den Verzehr von mehr als 40 Gramm am Tag. 30 Gramm Ballaststoffe – da beginnen die Probleme, das ist nämlich ganz schön viel. 1,5 Kilogramm Reis, zum Beispiel. Oder 300 Gramm Haferflocken. Oder 12 Scheiben Roggenmischbrot. Oder 15 Bananen. Hier reden wir nicht mehr von Mengen, die sich mehr oder weniger automatisch ergeben, wenn man sich halbwegs ausgewogen ernährt, wie etwa bei Vitaminen oder Mineralstoffen. Um die angestrebten 30 Gramm voll zu machen, muss gezielt ballaststoffreich gegessen werden. Kein Wunder, dass sich Zusatzpülverchen und Flocken so gut verkaufen – so lassen sich auch ballaststofffreie Suppen oder Quarkspeisen noch zum Faserpowercocktail aufpeppen. Aber ist das überhaupt notwendig? Sind Ballaststoffe für uns Menschen denn wirklich so segensreich?

Der Mann, der uns die Sache mit den Ballaststoffen ursprünglich eingebrockt hat, heißt Denis Parsons Burkitt. Er war ein britischer Tropenarzt, der in den 1960er Jahren in Uganda beobachtet hatte, dass die Einheimischen dort viel mehr Kot ausschieden als seine Landsleute. Gleichzeitig kamen Krankheiten wie Diabetes Typ 2, Herz-Kreislauf-Erkrankungen oder Dickdarmkrebs viel seltener vor als in Europa. Er zog daraus den Schluss, dass es die Ballaststoffe in der überwiegend vegetarischen Nahrung der Afrikaner seien, die sie vor solchen Krankheiten bewahren. Seine These: »Je kleiner der

Stuhlgang, desto voller die Krankenhäuser.« Er führte eine wissenschaftliche Studie durch, schrieb einen populärwissenschaftlichen Bestseller und mehrere Kochbücher und starb 1993 als hoch geachteter und wohlhabender Mann.

Allerdings hatte Burkitt bei seinen Beobachtungen hinsichtlich des Krankheitsvorkommens die Tatsache ignoriert, dass viele Ugander gar nicht alt genug wurden, um etwa an Diabetes Typ 2 oder Darmkrebs zu erkranken. Nun ist aber das Alter bei diesen Krankheiten erwiesenermaßen ein entscheidender Risikofaktor: Es ist kein Zufall, dass Diabetes Typ 2 im allgemeinen Sprachgebrauch auch als Alterszucker bekannt ist. Das Cochrane-Netzwerk hat sich im Jahr 2002 die verfügbaren Daten zu diesem Thema vorgenommen. Die Forscher untersuchten fünf Interventionsstudien mit über 4000 Teilnehmern, Studien also, bei denen ein Teil der Probanden gezielt eine besonders ballaststoffreiche Kost verabreicht bekam, während die Kontrollgruppe ballaststoffarm weiteraß. Alle diese Studien liefen über mehrere Jahre und erfüllten die Kriterien, die man für aussagekräftige Ergebnisse benötigt.[119]

Es ist mir fast schon peinlich, dass an dieser Stelle immer das gleiche Resultat folgt: Wieder gab es keinen dokumentierbaren Zusammenhang zwischen der Ernährungsumstellung und der Erkrankungshäufigkeit. Unabhängig vom Ballaststoffgehalt ihrer Nahrung bildeten sich bei den Teilnehmern in beiden Gruppen gleich viele Darmpolypen oder Darmtumore.

Die kanadische Gastroenterologin Carla S. Coffin hat in einem Artikel für eine Fachzeitschrift noch zahlreiche weitere Studien zusammengetragen, die alle gegen den Nutzen von Ballaststoffen sprechen – sie verhindern weder Diabetes, noch

---

[119] http://www.ncbi.nlm.nih.gov/pubmed/12076480

schützen sie vor Arterienverkalkung oder Herz-Kreislauf-Erkrankungen, und sie verhüten auch nicht die Entstehung von Darmentzündungen. Am Ende bleibt lediglich eine gewisse Abhilfe gegen Verstopfung, die von den Autoren einer der zitierten Studien aber eher für ein Wellnessthema gehalten wird, »ein einfacher Beleg dafür, dass die westliche Zivilisation von der Sehnsucht nach häufigem Stuhlgang geradezu besessen ist«.[120]

## Das dicke Ende

Immerhin haben die Forscher bei ihren Analysen keinen Beleg dafür gefunden, dass der Ballaststoffverzehr krank macht. Zumindest nicht, so lange man sich auf normale Lebensmittel beschränkt. Wer aber versucht, die Empfehlungen der DGE brav zu befolgen und deshalb gezielt zu Produkten greift, die extra mit Ballaststoffen angereichert wurden, der kann sich tatsächlich gesundheitliche Probleme anfuttern. Wir Menschen haben, verglichen beispielsweise mit Menschenaffen, einen relativ kurzen Dickdarm. Die Passage durch den Darm reicht nicht aus, Ballaststoffe zu verwerten – genau deshalb sind sie ja für uns unverdaulich und sorgen für größere Stuhlmengen: Hinten kommt das raus, wofür unser Körper keine Verwendung hat. Deshalb schälen wir seit Urzeiten Bananen und kochen unser Gemüse. So sorgen wir für bessere Verdaulichkeit und halten die Ballaststoffmenge in einem für uns beherrschbaren Rahmen.

Weil das Stichwort »ballaststoffreich« mittlerweile bei vielen Kunden den Impuls »Achtung, irgendwie gesünder!« auslöst, sind Lebensmittelhersteller dazu übergegangen,

---

[120] http://www.ncbi.nlm.nih.gov/pmc/articles/PMC2659900/#b7-cjg200255

Müslimischungen oder Broten zusätzliche Ballaststoffe bei-
zumischen. In meinem Bio-Supermarkt kann man, für 30
Euro pro Kilogramm, Flohsamenschalen kaufen, die auf 100
Gramm gleich 85 Gramm Ballaststoffe enthalten und laut Pa-
ckungsangabe meine Säfte, Puddings oder Suppen zu höchst
gesunden Mahlzeiten aufwerten sollen.

In Arztpraxen tauchen jetzt öfter Patienten auf, die unter
Bauchkrämpfen leiden, weil ihr Körper mit den überhöhten
Ballaststoffmengen überfordert ist. Was eigentlich die Verdauung auf Trab halten soll, kann die Ursache für ein Reiz-
darmsyndrom werden.

Ballaststoffe könnten zudem Osteoporose fördern, weil
sie die Kalziumaufnahme behindern. Die schottische Medi-
zinerin Allison Avenell und ihre Kollegen an der Universität
Aberdeen stellten schon 1994 fest, dass sich bei Frauen, die
mit einer ballaststoffreichen Diät Gewicht verlieren wollten,
die Knochendichte daraufhin maßgeblich verringerte. Und
dieser Effekt blieb sogar erhalten, nachdem die Probandinnen wieder zu einer ballaststoffärmeren Kost zurückkehr-
ten.[121] Diese Studie war allerdings klein und lief nur über den
Zeitraum von einem Jahr. Der Rückgang der Knochendichte
könnte ebenso durch den Gewichtsverlust der Frauen verursacht worden sein. Trotzdem reichte in diesem Fall schon eine
Zufuhr von 28 Gramm Ballaststoffen aus, um diese uner-
wünschte Folge hervorzurufen – damit lagen die Frauen mit
ihrem Konsum noch unterhalb dessen, was die Deutsche Gesellschaft für Ernährung auf unseren Tellern sehen möchte.

Also was tun? Am besten, Sie zerbrechen sich möglichst wenig den Kopf darüber, ob Sie gerade die korrekte Nährstoff-
zusammensetzung auf Ihrem Teller liegen haben, und essen

---

[121]  http://www.ncbi.nlm.nih.gov/pubmed/7957001

stattdessen das, was Sie mögen. Denn selbst für die Verdauung ist die Zusammensetzung der Ernährung gar nicht das entscheidende Kriterium. Wichtiger ist, dass Sie genug trinken und sich regelmäßig bewegen. Dann klappt's auch mit dem Darm, ganz ohne Flohsamen und Co.

## Auf Radikalenjagd

»Als Radikale bezeichnet man Atome oder Moleküle (…), die meist besonders reaktionsfreudig sind«, definiert das Internetlexikon Wikipedia. Diese Teilchen spielen bei vielen biologischen Prozessen eine Rolle. Sie können mit ihrer ausgeprägten Reaktionsfreude zur Entstehung von Krebs, Arteriosklerose und Alzheimer beitragen, Leber- und Lungenschäden mitverursachen und sind für Zellschäden aller Art verantwortlich – zum Beispiel unsere Hautfalten. Ein ganzer Katalog mehr oder minder gravierender Unglücke also, und da leuchtet es sofort ein, dass wir uns gegen diese Radikale dringend schützen müssen. Das hat die Natur glücklicherweise schon lange vor uns bemerkt und unseren Körper mit Enzymen, Hormonen und anderen Substanzen ausgestattet, die die schädliche Wirkung eindämmen.

Bei dieser Schadensbegrenzung spielen die sogenannten Antioxidantien eine zentrale Rolle, die durch chemische Reaktionen die schädliche Wirkung dieser Radikale minimieren. Zu den Antioxidantien gehören beispielsweise die Vitamine C und E, Betacarotin, das Hormon Melatonin und verschiedene Pflanzenfarbstoffe, die Flavonoide. So weit, so gut.

Antioxidantien werden auch in der Lebensmittelindustrie gerne eingesetzt: als Konservierungsmittel nämlcih. Das Deutsche Zusatzstoffmuseum in Hamburg erklärt auf seiner Homepage: »Antioxidantien erhöhen die Haltbarkeit von Lebensmitteln. Sie verzögern den chemischen und enzymatischen Verderb (z. B. das Ranzigwerden von Fetten, das Braunwerden von Obst), indem sie eine Oxidation durch Luftsauerstoff verhindern. Sie ergänzen so die Wirkung von Konservierungsstoffen, die den mikrobiellen Verderb unterdrücken. Antioxidantien wirken nur in niedriger Dosis. Megadosen entfalten die umgekehrte Wirkung und haben eine massive Bildung freier Radikale zur Folge, was den Verderb von Lebensmitteln beschleunigt. Insofern werden Antioxidantien in Lebensmitteln nur in optimaler Dosierung eingesetzt.«[122]

Optimale Dosierung – klingt vernünftig. Schade nur, dass das lediglich für jene Lebensmitteln gilt, die wir fertig zusammengemischt in Tüten oder Konserven kaufen. Wo wir Verbraucher, wild entschlossen, Krebs zu verhindern, selbst Hand anlegen, bewegen wir uns schnell am Rande der Überdosierung.

## Diagnose: krebserregend!

Das stetige Trommelfeuer von Ernährungsberatern, Lobbyisten und Zeitschriften in Sachen gesunder Ernährung hat einen ungeheuer lukrativen Markt geschaffen. Viele Menschen vertrauen nicht mehr darauf, dass sich ihre Nährstoffversorgung allein durch Essen zufriedenstellend regeln lässt. Laut einer Forsa-Umfrage aus dem Jahr 2013 nimmt jeder dritte Bundesbürger Nahrungsergänzungsmittel wie Vitaminpillen oder Pflanzenextrakte zu sich und gibt dafür 300 Euro im Jahr aus. Zum Vergleich: Für Obst und Gemüse, die solche Inhaltsstoffe auf natürlichem Weg liefern, sind es nur 271 Euro.[123]

---

[122] https://www.zusatzstoffmuseum.de/lexikon-der-zusatzstoffe/antioxidantien.html

[123] http://de.statista.com/themen/1191/einkauf-und-konsum-von-lebensmitteln/

Tabletten und Pülverchen, die dank ihrer antioxidativen Wirkung als Radikalfänger wirken sollen, sind dabei besonders beliebt – und leider erwiesenermaßen auch besonders gefährlich. Denn hier gibt es mittlerweile eine ganze Reihe von Studien, die bewiesen hat, dass die regelmäßige Einnahme antioxidativer Vitaminpräparate das Leben nicht verlängert, sondern sogar verkürzt. Die spektakulärste Untersuchung stammt ein weiteres Mal von Forschern des Cochrane-Netzwerks. 2007 veröffentlichten der serbische Wissenschaftler Goran Bjelakovic und einige seiner dänischen Kollegen eine Metaanalyse von 68 Studien mit insgesamt über 230 000 Teilnehmern. In der Metanalyse ging es um die Wirkung von Antioxidantien in Form von Nahrungsergänzungsmitteln. Fazit: Die Einnahme von Beta-Carotin, Vitamin A und Vitamin E dürfte die Sterblichkeit erhöhen, die Rolle von Vitamin C und Selen muss in diesem Zusammenhang noch weiter untersucht werden.[124] Ein Paukenschlag: Was gekauft wird, um gesünder zu machen, macht tatsächlich krank!

Im November 2015 veröffentlichten texanische Forscher einen Artikel in der renommierten Fachzeitschrift Nature. Darin beschrieben sie, wie sich bei Krebserkrankungen unter dem Einfluss von Antioxidantien schneller und häufiger Metastasen bildeten.[125] Andere klinische Studien zeigen, dass unter Einnahme von Vitaminpräparaten Lungen- und Prostatakrebszahlen steigen oder dass Brustkrebs bei Patientinnen, die Antioxidantien schlucken, schneller voranschreitet.

Es ist ganz offensichtlich so, dass es nicht allein die Vitamine sind, die Zellschäden reparieren, sondern offensichtlich ein Zusammenspiel der vielen, größtenteils noch unerforschten

---

[124] G. Bjelakovic et al.: Mortality in Randomized Trials of Antioxidant Supplements for Primary and Secondary PreventionSystematic Review and Meta-analysis, *Journal of the American Medical Association* 2007/297(8), S. 842–857.

[125] http://www.nature.com/nature/journal/v527/n7577/full/nature15726.html

Bestandteile von Obst oder Gemüse – ohne dass Forscher heute sagen können, was genau die gesundheitsförderliche Wirkung ausmacht. Aber so genau müssen wir das vielleicht auch gar nicht wissen, um unbeschwert weiterzuleben. Es reicht vollkommen, naturbelassene Lebensmittel zu essen, so wie sie gewachsen sind.

## ORAC for fun

Attila Hildmann würde dem jetzt vermutlich widersprechen. Einfach so Gemüse essen, ohne vorher den ORAC-Wert zu ermitteln? Wie verwegen! Der überzeugte Veganer Hildmann gehört zu den Stars der Gesund-Ernährer-Szene. Seine Kochbücher beherrschen die Bestsellerlisten. Kein Wunder: Seine Aschenputtelstory – vom dicklichen Physiker zum athletischen Food-Guru – ist einfach zu schön. Und sein Oberkörper, gerne vorgezeigt in engen T-Shirts oder noch besser nackt, wie vegane Ernährung ihn schuf, ist noch schöner.

In einem Interview mit der deutschen Vogue im Sommer 2014 erklärte der Kochbuchautor, wie man die richtige Ernährung zusammenstellt: »Ich arbeite mit den Lebensmitteln auf der ORAC-Liste. Das ist eine Liste vom U.S.-Department of Agriculture, in der die Lebensmittel mit den höchsten Antioxidantien-Konzentrationen aufgelistet sind. Das ist wichtig, um sich gegen freie Radikale und vor oxidativem Stress zu schützen. Diese Nahrungsmittel sind meine Superfoods. Mein Star darunter ist Matcha. Er hat einen hohen ORAC-Wert und enthält zusätzlich noch Katechine, die Krebszellen angreifen können. Superfoods sollte man grundsätzlich in seinen Ernährungsplan einbauen, allerdings sollte man nicht jedem Hype glauben.«[126]

---

[126] http://www.vogue.de/gourmet/interview-mit-attila-hildmann-lasst-euch-nicht-beschraenken

Wohl wahr! ORAC steht für Oxygen Radical Absorbance Capacity, also die Fähigkeit eines Lebensmittels, Sauerstoffradikale unschädlich zu machen. Die Werte in der von Hildmann zitierten Liste wurden im Labor ermittelt. Ob das der Wirkung im menschlichen Körper entspricht, darüber gibt es keine Daten. Wahrscheinlich eher nicht. Dafür aber gibt es eifrige Lobbyisten, die das Internet mit vermeintlich neutralen Informationen fluten und so die Werbetrommel rühren.

Zum Beispiel das ORAC-Info-Portal. Dort wird der segensreiche Effekt antioxidativer Lebensmittel gepriesen. Und praktischerweise gibt es zudem eine Liste mit den Werten, damit der interessierte Kunde zu den richtigen Lebensmitteln greifen kann. Ganz oben: Traubenkernmehl, das in seiner natürlichen Wirkung, so das begeisterte Lob im Netz, die Vitamine C und E weit übertreffe.

Laut Impressum ist für das Portal eine Metzinger Marketingfachfrau verantwortlich. Auf ihrer eigenen Homepage präsentiert sie sich als Expertin für die »Entwicklung und Vermarktung von Sortiments- und Produktkonzepten im Food-Bereich«. Und es ist bestimmt kein Zufall, dass unter ihren Referenzprojekten ausgerechnet Brot und Backwaren mit Traubenkernmehl genannt werden. Jedenfalls kann ich gut nachvollziehen, warum diese Produkte etwas flankierende PR gut gebrauchen können, bei einem Verkaufspreis von über 20 Euro pro Kilo.

Mit dem ORAC-Wert verkaufen Gewürzhersteller ihre Chili-Mischung entspannt für mehr als das Dreifache des üblichen Handelspreises. Der ORAC-Wert soll überteuerte Superfrüchte wie die Acai-Beere adeln. Attila Hildmann wiederum verkauft damit Matcha-Teepulver für fast 16 Euro je 30-Gramm-Dose. In Wahrheit ist der ORAC-Wert vor allem eines: ein weiterer Angriff auf Ihren Geldbeutel.

# 13. Der Detox-Boom – und warum es keine Entgiftung braucht

Mal angenommen, Sie wollen Kunden dazu bringen, dass sie Ihnen mehr als 150 Euro für fünfzehn Portionen Obst- und Gemüsesaft bezahlen. Sie halten das für schwierig? Nein! Alles nur eine Frage des Marketings! Wer etwas teuer verkaufen will, braucht dafür lediglich eine gute Geschichte, die die richtigen Schlüsselreize bietet. Zum Beispiel diese: Eine frustrierte IT-Managerin absolviert zum Regenerieren eine Ayurveda-Kur (Schlüsselreiz Nummer eins: alte, exotische Heilkunst!). Dabei kommt ihr eine zündende Idee, die ihr Leben verändert: die Segnungen der Körperreinigung so konfigurieren, dass sie in den Alltag gestresster Berufstätiger passen (Schlüsselreiz Nummer zwei: Reinigung ist immer toll, wer will schon schmutzig sein?). In einem Münchner Hinterhofloft wirft die inzwischen Ex-IT-Fachfrau nach ihrer Rückkehr die Saftpresse an und vertreibt fortan Säfte aus Obst und Gemüse dem fluffigen Markennamen »Detox Delight« (Schlüsselreize Nummer drei und vier: Spaß macht die Reinigung auch noch, und natürlich ist der Name englisch, weil »Entgiftungsfreude« einfach nicht so charmant klingt).

Selbstverständlich gehören zu den Zutaten neben heimischen Feldfrüchten auch die üblichen Verdächtigen aus der Superfoodliga, zum Beispiel Goji- und Acai-Beeren, Weizengras und Aloe Vera – der nächste Schlüsselreiz im Kampf um die Öffnung Ihres Geldbeutels. Damit die Entgiftung nicht zu mühselig wird, liefert die findige Geschäftsfrau Ihnen die Entgiftungsshakes täglich direkt nach Hause. Schlank, schön und von Grund auf durchgereinigt, ohne dafür auch nur einen Finger rühren zu müssen: einfach nur Flasche auf und gut!

Klar, dass so viel Komfort und Gesundheit ihren Preis haben: Für den Drei-Tage-»Cleanse« inklusive Versand, bestehend aus einem halben Liter Limonade, zwei Litern Obst- und Gemüsesäften und einem halben Liter veganer Nussmilch, müssen Sie 154 Euro zahlen. Über 50 Euro pro Liter – das ist so teuer, dass es einfach wirken muss!

Diese Geschichte habe ich mir nicht ausgedacht, das Unternehmen gibt es wirklich. Neben München saftet Detox Delight mittlerweile erfolgreich an fünf weiteren Standorten. Wer das Pech hat, nicht in Zürich, Wien, Paris, Den Haag oder Dubai zu wohnen, kann die kleinen Entgiftungswunder auch per Overnight-Kurier bestellen. Im Angebot sind neben den »Cleanse«-Programmen mittlerweile auch Suppen, Knabberkram und sogenannte »Beauty Shots« für die – Originalzitat – »Extraportion Glow« – 15 60-ml-Fläschchen für weitere 60 Euro.

Auf der Homepage schwärmt Fernsehmoderatorin Frauke Ludowig: »Wenn ich meinem Körper etwas Gutes tun will und dabei gleichzeitig genießen möchte, trinke ich unheimlich gerne die Säfte von Detox Delight. Sie sind kaltgepresst und aus rein natürlichen gesunden Zutaten und das schmeckt man auch! Wenn mein Terminkalender mir keinen mehrtägigen Cleanse erlaubt, trinke ich die Säfte einfach zwischendurch als Ergänzung zu einer gesunden Ernährung.«

Zunächst die gute Nachricht: Diese Produkte sind zumindest wohl nicht ungesund. Da in Deutschland die Lebensmittelkontrollen sehr strikt ablaufen, dürften die Hygienevorschriften eingehalten werden, die Säfte sind gut verpackt, und schaden kann kiloweise Obst und Gemüse Ihrer Gesundheit nicht – dafür aber ihrem Kontostand, denn die meisten geben eben nicht täglich 50 Euro für ihre Ernährung aus, den »Extraglow« noch gar nicht mitgerechnet.

## Wie wir wirklich entgiften

Das Bedürfnis nach Reinigung ist so alt wie die Menschheit selbst. In den meisten Religionen gehören Fastenzeiten zu den kultischen Ritualen. Doch Jahrtausende lang ging es dabei vorrangig um spirituelle Erfahrungen. In Zeiten, in denen die Existenz davon abhängt, nicht zu verhungern, und die Beschaffung von ausreichender Nahrung zu den größten Problemen der meisten Menschen gehört, kommt niemand auf die Idee, aus gesundheitlichen Gründen freiwillig zu hungern. Erst als im Zuge der Industrialisierung eine gewisse Versorgungssicherheit herrscht, wird das Fasten zu einem Akt der Gesundheitsvorsorge umgedeutet.

1920 gründet der Arzt Otto Buchinger im hessischen Witzenhausen eine Fastenklinik, in der er das von ihm entwickelte Heilfasten propagiert, mit Gemüsebrühen und Säften – und ist damit gewissermaßen der Urvater der Detox-Welle. Buchinger ist damals auch der Erste, der vom »Entschlacken« spricht. Um den Körper von diesen »Schlacken« zu befreien, empfiehlt der Entgiftungspionier neben kulinarischer Enthaltsamkeit noch eine Darmreinigung mit Hilfe von Einläufen. Bis heute verdienen Kurhotels gut damit, ihren zivilisationsgestressten Gästen besonders wenig Essen aufzutischen. Und weil Einlauf so brutal klingt, erhalten Kunden heute eine »Colon-Hydro-Therapie«, um den Darm von Giften freizuspülen.

Aber das eigentliche Problem hierbei: Wieder mal werden philosophische und medizinische Themen so lange vermischt, bis ein kruder Mix aus Halbwissen entsteht. Das beginnt mit dem Begriff der Schlacken. Die ursprüngliche Definition lautet gemäß Duden »bei der Verbrennung von Steinkohle, Koks in kleineren oder größeren Stücken zurückbleibende harte, poröse Masse, Verbrennungsrückstand«.[127]

---

[127] http://www.duden.de/rechtschreibung/Schlacke#Bedeutung1

Nun verbrennt auch unser Körper etwas, nämlich Nahrung, und so scheint Buchingers Schluss, dass da eine Art Ernährungsschlacke zurückbleibt, dem Laien zunächst ganz plausibel. Wissenschaftler aller medizinischen Fachrichtungen sind sich heute zwar einig, dass dieses Bild falsch ist, doch gegen den fast schon religiösen Eifer der Entgiftungspropagandisten scheinen sie nicht anzukommen. Sogar der zitierte Duden führt unter dem Begriff »Schlacke« inzwischen an, dass es sich dabei auch um eine Bezeichnung aus der Physiologie für nicht verwertbare Substanzen handle.

Unbestritten kann eine Fastenkur dabei helfen, innezuhalten und den Geist zu beflügeln. Diese Wirkung ist aber eher spiritueller Natur und trägt vorrangig zur geistigen Gesundheit bei. Tatsache ist aber auch, dass unser Körper von der Natur dafür geschaffen wurde, Schadstoffe auszuscheiden, mit Hilfe von drei Organen: der Leber, der Niere und der Haut. Ganz von alleine, ohne irgendwelche Tricks oder teure Spezialsäfte, entgiften wir uns den ganzen Tag. Detox im Alleingang, sozusagen.

Buchingers Bild von den Schlacken im Körper – er verglich den Darm mit einem Ofenrohr, das ja auch regelmäßig von Rückständen gereinigt werden müsse – ist schlicht falsch. Unser Darm ist ein hoch bewegliches, flexibles Organ, das sich ganz von alleine reinigt. Der Allergologe Knut Schäkel vom Universitätsklinikum Heidelberg erlebt in seiner Praxis regelmäßig Patienten, die nach einer Darmreinigung verlangen: »Das ist wie so eine Reinwaschung – ich werde etwas los, ich befreie mich von dem Bösen, ich werde aktiv. Vielleicht als Ritual eine ganz schöne Sache. Aber es ist nicht so, dass im Darm etwas Schlimmes drin ist. Da muss man nichts reinigen!«

Den wissenschaftlichen Beleg für diese Aussage liefert der Mediziner Edzard Ernst, der an der Universität im englischen Exeter zu Naturheilverfahren forscht. Er hat schon 1997 die Werbeaussagen von »Colon-Hydro-Therapeuten« und die tatsächlich in Studien belegten Effekte unter die Lupe genommen. Sein Schluss: Allenfalls bei einigen Fällen von schwerer Verstopfung könnten Darmspülungen kurzfristige Entlastung bringen. Für darüber hinausgehende Wirkungen auf den gesamten Organismus ließe sich jedoch keine einzige kontrollierte Studie finden.[128]

Ebenfalls in England sitzt das »Voice of Young Science«-Netzwerk. Nachwuchsforscher aus naturwissenschaftlichen Fächern nehmen dort regelmäßig Produkte ins Visier, die medizinische Effekte versprechen. Die jungen Wissenschaftler haben sich in den vergangenen Jahren mehrmals mit dem Detox-Boom befasst. Ihre protokollierten Gespräche mit Herstellern und Verkäufern von Entgiftungsmittelchen aller Art lesen sich teilweise wie Satire: Je hartnäckiger die Forscher fragen, desto schwammiger werden die Aussagen. Fakt ist, dass keiner der Anbieter Belege für die tatsächliche Wirkung seiner Produkte bieten kann.[129]

## Signale – falsch interpretiert

In meinem Bekanntenkreis gibt es eine ganze Reihe von Personen, die trotzdem von der segensreichen Wirkung einer Entgiftung überzeugt sind – weil sie glauben, deutliche Belege am eigenen Leib erfahren zu haben. Zum Beispiel die Sache mit dem Gestank: Wer jemals gefastet hat, weiß, dass man an den ersten Tagen besser nicht unter Leute geht. Selbst nach gründlichem Duschen hält sich hartnäckig ein unange-

---

[128] Edzard Ernst: Colonic Irrigation and the Theory of Autointoxication. A Triumph of Ignorance over Science, *Journal of Clinical Gastroenterology,* 1997/24(4), S. 196–198.

[129] http://www.senseaboutscience.org/pages/debunking-detox.html

nehmer Körpergeruch. »Das sind die Giftstoffe«, erklärt mir ein guter Freund. »Wenn der Körper nicht mehr mit Verdauen beschäftigt ist, kann er endlich die ganzen Gifte ausdünsten.« Klingt logisch – ist aber trotzdem falsch.

Die Ursache für den süßlichen Geruch ist eine sogenannte Ketose. Das ist ein Stoffwechselzustand, der durch eine anhaltend niedrige Zufuhr von Kohlenhydraten ausgelöst wird. Um den Energiebedarf des Körpers trotzdem zu decken, baut der Körper Fettsäuren zu Ketonkörpern ab. Diese Ketonkörper nutzen Muskulatur und Gehirn dann als Alternative, verursachen aber eben auch gleichzeitig Mund- und Körpergeruch. Mit ausströmenden Giftstoffen hat das gar nichts zu tun.

Genauso wenig zeigen »Detox-Pflaster« ein Entweichen von Schadstoffen an. Diese kostspieligen Wunderpflaster gibt es in Apotheken oder im Internet. Eine Nacht lang auf die Füße geklebt sollen sie Gifte aus dem Körper ziehen. Am nächsten Morgen sind die Klebeflächen dunkel verfärbt. Auch diese Produkte haben die Forscher vom »Voice of Young Science«-Netzwerk betrachtet. Ihr Schluss: Nicht das Pflaster zieht den Dreck aus dem Körper, sondern der Fußschweiß löst ein bräunliches Pulver aus dem Pflaster.[130]

## Detox im Praxistest

2007 sendete die BBC eine spektakuläre sechsteilige Fernsehserie mit dem Titel »The Truth about Food«. In aufwändigen Versuchen nahmen die britischen Filmer gängige Klischees in Sachen gesunder Ernährung unter die Lupe und probierten viele Thesen mit Probanden praktisch aus.

---

[130] http://www.senseaboutscience.org/pages/voys-campaigns-64-there-goes-the-science-bit-102..html

Einer der eindrucksvollsten Tests war das Kapitel über die »Detox Diät« in der fünften Folge, zum Thema ewige Jugend und Schönheit. Dafür absolvierten zehn partyerprobte Engländerinnen ein orgienhaftes Wochenende auf einem Rockkonzert, mit allem, was als ungesund gilt: wenig Schlaf, viel Alkohol, Zigaretten, unregelmäßiges Essen, das fast ausschließlich aus Junkfood bestand. Gewissermaßen die klassische Konstellation, nach der Menschen das Gefühl haben, jetzt wäre mal Entgiftung angesagt. Nicht zufällig sind Fastenkuren nach den Weihnachtstagen mit Gans und Plätzchen oder nach wilden Faschingsparty-Tagen besonders gefragt. Die britischen Journalisten wollten herausfinden, ob eine zehntägige Entgiftungskur positive Effekte auf den Stoffwechsel, die Leber- und Nierenwerte und das Blutbild der Probandinnen haben würde.

In der Fernsehdokumentation wird die Partytruppe im Anschluss an das wilde Wochenende geteilt und in einem Haus auf dem Land kaserniert. Die Detox-Gruppe folgt fortan einem strengen Ernährungsregiment mit Gemüsesäften und Kräutertees. Auf den Tisch kommt alles, was entgiftende und körperreinigende Wirkung haben soll. Zucker, rotes Fleisch und Milchprodukte hingegen sind strengstens verboten, ebenso wie Alkohol und Kaffee.

Die Probandinnen quälen sich durch die Tage, umso mehr, weil immer wieder durchsickert, was die Kontrollgruppe so essen darf: Spaghetti Bolognese zum Beispiel oder Pizza. Nach dem Essen gibt es dort sogar Schokolade, beim Fernsehen snackt die zweite Gruppe Kartoffelchips und genießt ein Glas Wein. Die Detox-Testerinnen hadern zwar mit ihrem Speiseplan, aber hoffen auf den gesundheitlichen Nutzen. Immer wieder betonen sie in Interviews, dass sie sich schon viel giftfreier und fitter fühlten.

Nach zehn Tagen ziehen die Ärzte, die das Experiment begleitet haben, Bilanz. Sie testen die Leber- und Nierenfunktion, untersuchen den Urin der Teilnehmerinnen auf Toxine und prüfen den Spiegel an Antioxidantien und Aluminium im Blut. Und im Grunde ist klar, was herauskommen musste: Es gibt nach Ende der Testzeit keinerlei messbaren medizinischen Unterschiede zwischen den Detox-Asketinnen und den Damen aus der zweiten Gruppe. Alle Werte haben sich parallel entwickelt. Der natürliche Entgiftungsmechanismus des menschlichen Körpers hat funktioniert, unabhängig vom Speiseplan.

Zehn Tage Entbehrung – umsonst! Und das tolle Körpergefühl, dass die Detox-Gruppe zu spüren glaubte? Eine besondere Spielart des Placebo-Effektes: Wer sich besonders kasteit, will dann verständlicherweise auch spüren, dass die ganze Schinderei sich gelohnt hat.

## Der Unfug mit den Basen

Aus dem Chemieunterricht in der Schule sind uns allen eindrucksvolle Experimente in Erinnerung, wo böse Säuren in Sekundenschnelle feste Substanzen wegätzen. Damit steht die Grundlage für einen weiteren Ernährungsmythos im Zusammenhang mit Körperreinigung: die Regulierung des Säure-Basen-Haushalts durch eine sogenannte basische, also nicht saure Ernährung. Etwa zur gleichen Zeit, zu der Otto Buchinger seine Heilfastenmethode entwickelt, taucht der Begriff zum ersten Mal auf. Der basischen Ernährung liegt die These zugrunde, dass es ungesund für den Körper sei, wenn der Säure-Basen-Haushalt durcheinander kommt. So weit ist dagegen nichts zu sagen. Wieder mal steckt der Teufel im Detail – und in der Mischung aus medizinischen Tatsachen und ideologisch geprägten Gedankenkonstrukten.

Es gibt tatsächlich eine krankhafte Übersäuerung, genannt Azidose. Dabei besteht eine Ansammlung von zu vielen sauren Stoffwechselprodukten im Blut, verursacht etwa durch eine entgleiste Zuckererkrankung oder einen chronischen Nierenschaden. Der pH-Wert des Blutes sinkt dann rasant ab und es entsteht eine akute Übersäuerung – eine lebensbedrohliche Situation für den Betroffenen!

Was jedoch die Anhänger der basischen Ernährung bekämpfen wollen, hat mit diesem Krankheitsbild vorgeschädigter Personen nichts zu tun. Sie behaupten vielmehr, das Körpergewebe sei durch Fehlernährung chronisch übersäuert. Dagegen müsse man durch den Verzicht auf bestimmte Lebensmittel angehen – sowie durch die Einnahme von sogenannten Basenpulvern. Erster Prophet der basischen Ernährung war der österreichische Arzt Franz Xaver Mayr, nach dessen Fastenkur mit trockenen Brötchen bis heute Prominente gegen überschüssige Pfunde ankämpfen. Altbundeskanzler Helmut Kohl zum Beispiel »mayerte« jahrzehntelang Sommer für Sommer.

Das Zauberwort »basisch« ist ein weiterer Schlüsselreiz, um billige Zutaten teuer an die reinigungsbereite Kundschaft zu bringen. In meinem Bio-Supermarkt stoße ich beim Einkaufen auf ein ganzes Regal voller Lebensmittel, die mit diesem Stichwort auf Käuferfang gehen. Zum Beispiel ein Müsli mit dem Namen »Basenzeit«. Werbebotschaft auf der Packung: »Dieses clevere Frühstück gibt Groß und Klein einen starken Start in jeden Tag.« Der Blick auf die Zutatenliste macht deutlich, was an diesem Produkt in allererster Linie clever ist: die Vermarktungsstrategie! Das Müsli besteht zur Hälfte aus Buchweizenschrot und zu mehr als 15 Prozent aus Hirseflocken – Zutaten, die für weniger als fünf Euro pro Kilogramm zu haben sind. Etwas teurer sind die 15 Prozent getrocknete Aprikosen und Äpfel. Aprikosen gibt es für etwa

16 Euro pro Kilogramm, Äpfel für um die zehn – über das Mischungsverhältnis sagt die Liste nur, dass dieses von jahreszeitlicher Verfügbarkeit abhänge. Die naheliegende Interpretation: Die billigeren Äpfel haben glücklicherweise viel länger Saison. Aber gehen wir mal vom Mittelwert aus, also 13 Euro pro Kilogramm.

Unterm Strich haben wir es also mit einem Warenwert von vielleicht sechs Euro pro Kilogramm Müsli zu tun, großzügig gerechnet. Verkauft wird das Basenmüsli aber für – kein Scherz! – 19,98 Euro pro Kilo. Mehr als dreimal so viel Geld, einfach nur, weil irgendwas mit Basen im Spiel ist. Und da der Laden ein ganzes Regal mit derartigen Produkten vorhält, scheint es dafür auch ausreichend Kunden zu geben.

Für den Säure-Basen-Haushalt gilt in Wahrheit das Gleiche wie für die Entgiftung: das macht unser Körper ganz automatisch, weil ihn die Natur nämlich im Laufe der Evolution dafür geschaffen hat, Stoffwechselprozesse selbsttätig zu erledigen. Die Verbraucherzentrale Bayern warnte schon 2006 auf ihrer Homepage vor der Geschäftemacherei mit pseudo-wissenschaftlichen Aussagen und versuchte, die Fakten zu klären: »Im Stoffwechsel entstehen insbesondere nach dem Verzehr eiweißreicher tierischer Lebensmittel und von Getreide Säuren. Der Körper scheidet diesen Säureüberschuss auf verschiedenen Wegen über die Lunge, den Schweiß und die Nieren aus. Hinzu kommt, dass pflanzliche Lebensmittel im Stoffwechsel anfallende Säureanteile neutralisieren, denn sie enthalten reichlich basisch wirkende Mineralstoffe und Spurenelemente. Die Säuren im Obst wie Zitronensäure und Apfelsäure sind unproblematisch, da sie im Stoffwechsel zu Kohlendioxid und Wasser abgebaut werden. Wichtig ist, täglich etwa zwei Liter zu trinken. Das fördert die Ausscheidung der im Stoffwechsel vorkommenden Säureanteile über die

Nieren. Auch basisch wirkende Nahrungsergänzungsmittel in Pulver- oder Tablettenform nutzen vorwiegend denen, die daran verdienen«, so Susanne Moritz, Ernährungsexpertin der Verbraucherzentrale.[131]

---

[131] http://www.verbraucherzentrale-bayern.de/UNIQ122986280923730/link250322A

# Was nun? Plädoyer für einen vernünftigen Umgang mit dem Thema Ernährung

Wir Menschen lieben Regeln. Unser Zusammenleben mit so vielen Menschen auf diesem immer kleiner scheinenden Planeten wird an vielen Stellen nur dadurch lebbar, dass wir Regeln befolgen. Fast immer sind diese Regeln keine Naturgesetze, sondern von Menschen gemacht. Nur bei uns Menschen gilt es als unakzeptabel, andere Artgenossen zu töten oder zu verletzen. Im Tierreich ist das eine völlig normale Verhaltensweise in der Konkurrenz um Beute oder Reviere. Wir haben uns in Mitteleuropa darauf geeinigt, immer die rechte Straßenseite zu benutzen – gottgegeben ist das nicht, nur praktisch. Für die meisten Ernährungsregeln gilt im Grunde das Gleiche: Es handelt sich, wie in diesem Buch beschrieben, nicht um Vorgaben der Natur, sondern um Regeln, die Menschen eingeführt haben – um sich in einer Welt der Vielfalt besser zurechtzufinden.

Unsere Natur gebietet uns eigentlich nur eines: Genug zu essen, um zu überleben und unsere Art zu erhalten. Über Jahrtausende war die prägende Situation, dass Nahrungsbeschaffung ein stetiger Kampf war. Es war evolutionär sinnvoll, dass uns Süßes besonders gut schmeckt, weil Nahrungsmittel dieser Geschmacksrichtung in der Regel nicht giftig sind. Und ebenso arterhaltend war es, dass Fett uns Wohlgeschmack noch intensiver erleben lässt: Wo jederzeit Mangel herrschen kann, ist es gut, wenn wir bei Lebensmitteln mit hoher Energiedichte gerne reinhauen – wer weiß schon, wann wir Höhlenmenschen das nächste Mal ein Wildschwein erlegen.

(Un)Glücklicherweise leben wir Menschen des 21. Jahrhunderts in einer neuen Welt. Zum ersten Mal in der Menschheitsgeschichte haben wir seit einigen Jahrzehnten die Wahl, denn Nahrungsmittel stehen uns überreichlich zur Verfügung. (Un)Glücklicherweise sind ausgerechnet Fett und Zucker zudem vergleichsweise billige Zutaten. Die Lebensmittelindustrie nutzt aber unsere natürlichen Vorlieben in fast schon perfider Weise und tischt uns das auf, was wir im Laufe unserer Entwicklung zu schätzen gelernt haben: Produkte mit reichlich Fett und Zucker. Unser Körper und unsere Psyche sind an diese schöne neue Essenswelt noch nicht wirklich angepasst. Ein ständiger Kampf gegen drohendes Übergewicht ist die Folge. Und auch hier sind wir evolutionär leider nicht auf der Höhe unserer Schönheitsideale: Etwas Hüftgold ist aus Arterhaltungssicht gut, als Depot für harte Zeiten, passt aber leider nicht zu dem, was wir heute attraktiv finden.

Dass wir im Schnitt immer dicker werden, ist eine Tatsache, die ich nicht leugnen will. Konstant zu viel essen ist definitiv nicht gut für uns. Alles Weitere jedoch hat nichts mit Fakten zu tun, sondern mit Glaubensfragen. Mit Spielregeln, die wir uns selbst auferlegt haben, weil sie uns helfen, das Überangebot zu strukturieren.

Bedenklich ist daran, dass diese Regeln immer mehr Menschen die Lust am Essen verderben. Dass immer weniger Verbraucher nicht einfach das einkaufen und essen, was ihnen Freude bereitet. Dass Gesunde sich für krank halten – Stichwort Nahrungsmittelunverträglichkeiten. Dass genussvolle Momente zu schuldbeladenen Handlungen werden – der Begriff Sünde ist im Zusammenhang mit Nahrung komplett deplaziert! Niemand muss ein schlechtes Gewissen haben, nur weil er ein Stück Schokolade gegessen hat oder eine Tüte Knabberkram.

# Essen statt Ernähren!

Ich wünsche mir, dass wir wieder lernen, auf unseren Bauch zu hören, im wahrsten Sinne des Wortes. Essen sollte etwas Sinnliches, Schönes sein. Ein Moment, wo wir unserem Körper etwas Gutes tun. Schon der Begriff »Ernährung« steht uns da eigentlich im Weg: Wir sollten lieber essen.

Um Missverständnissen vorzubeugen: Dies ist kein Plädoyer dafür, die Küche zu Hause stillzulegen und fortan nur noch im Fastfood-Restaurant zu essen. Aber wenn Sie Lust auf einen Burger haben – nur zu! Wenn Sie lieber Pommes frites als Salzkartoffeln essen – prima! Wenn Ihnen ein Salamibaguette besser schmeckt als Vollkornbrot mit Harzer Käse – auch gut! Gerade unsere Kinder sollten lernen, dass gut essen die natürlichste Sache der Welt ist, und nicht etwas Hochkompliziertes, das wir nur mit Fachberatung schaffen können. Keine Verbote, kein Stress, keine Selbstkasteiung – so lange am Ende des Tages die Kalorienbilanz stimmt, haben wir alles richtig gemacht.

Anstatt stets darüber zu grübeln, welche Zutaten besser oder schlechter für unseren Körper sind, sollten wir lieber mehr darüber nachdenken, wo die Lebensmittel herkommen. Wir als Verbraucher haben die Macht zu entscheiden, ob die Eier von glücklichen Hühnern stammen. Ob das Schwein in Würde gewachsen ist. Ob der Milchbauer, der den Grundstoff für unser Frühstücksjoghurt liefert, vom Ertrag seiner Arbeit überleben kann. Wir können uns aussuchen, ob wir frische Agrarerzeugnisse von nachhaltig arbeitenden Landwirten aus der Region kaufen oder die Produkte einer hoch industrialisierten Landwirtschaft in Übersee. Wir haben es in der Hand, ob wir selbst kochen und so genau wissen, was in unseren Topf kommt, oder ob wir hoch prozessierte Fertigwaren kaufen, mit Zutaten, die nur Lebensmittelchemiker beurteilen können. Wir können entscheiden, ob wir mit lieben Menschen an einem schön gedeckten Tisch sitzen oder ob wir gehetzt unterwegs im Gehen schnell irgendetwas herunterschlingen.

»Du bist, was Du isst« – das würde ich sofort unterschreiben. Aber im Sinne dieser Entscheidungen und nicht unter der Fragestellung, ob Sie nun gerade genug Vitamine oder zu viel Kohlenhydrate auf dem Teller haben. Wer kein Fleisch aus Massentierhaltung isst, kann sich über ein besseres Gewissen freuen, weil für ihn keine Tiere leiden. Wer sich Pommes frites verkneift und stattdessen Pellkartoffeln auf seinen Teller lädt, hat Kalorien eingespart. Wer regional und saisonal einkauft, tut etwas Gutes für die Ökobilanz. Wer auch noch zu biologisch angebautem Gemüse greift, unterstützt zudem eine nachhaltigere Form der Landwirtschaft. Aber wirklich gesünder ist all das nicht unbedingt.

In diesem Sinne: nur Mut! Ihr Körper signalisiert Ihnen schon, was er benötigt. Essen Sie das, was Ihnen Lust und Laune macht! Genießen Sie das tolle, reiche Angebot, das die Natur uns bietet! Machen Sie Ihre Mahlzeiten zu Augenblicken der Freude. Indem Sie sich nicht ernähren, sondern einfach essen.

# Dank

Zuallererst gilt mein Dank Professor Peter Nawroth von der Universität Heidelberg und Professor Andreas Fritzsche von der Universität Tübingen. Die beiden Forscher haben meinen Blick auf das Thema »gesunde Ernährung« grundlegend verändert und mir den Anstoß gegeben, alles in Frage zu stellen, was ich bis dahin über richtige und falsche Ernährung zu wissen glaubte.

Die Recherchen, die letztlich in dieses Buch mündeten, wurden ursprünglich für verschiedene Fernsehdokumentationen angestellt. Viel verdanke ich dabei Tim Mälzers Manager Oliver Wirtz, der mich als Produzent einiger dieser Filme immer darin bestärkt hat, Themen zu verfolgen, die weit abseits des politisch korrekten Mainstreams lagen. Und ebenso sehr der Produzentin Dagmar Biller von tangram international, die mich bei vielen Filmen dazu ermutigt hat, gegen die Mauern in unseren Köpfen anzuerzählen.

Besonderer Dank gebührt meinen Freunden, die sich immer wieder geduldig meine Vorträge über gesunde Ernährung angehört haben: Dank dieser Gespräche musste ich meine Thesen immer wieder überprüfen und weiter schärfen. Und ich danke meinen Kindern Jakob und Theresa – ich kann nur deshalb so arbeiten, wie ich arbeite, weil Ihr zwei so großartig seid, in wirklich jeder Hinsicht!

# Literatur

Dieses Buch ist das Resultat von vielen Jahren Recherche in Sachen vermeintlich gesunder Ernährung. Deshalb ist es fast unmöglich, alle Bücher aufzulisten, deren Gedanken und Ergebnisse mir dabei geholfen haben, eine Haltung zu diesem Thema zu entwickeln. Neben den Werken, die ich in diesem Buch direkt zitiere, gibt es aber noch eine Reihe von Publikationen, die mein Wissen erweitert und Anregungen geliefert haben. Diese Bücher möchte ich Ihnen hier empfehlen, zum Weiterlesen.

Bächi, Beat: Vitamin C für alle! Pharmazeutische Produktion, Vermarktung und Gesundheitspolitik 1933–1953. Zürich 2009

Barlösius, Eva: Naturgemäße Lebensführung. Zur Geschichte der Lebensreform um die Jahrhundertwende. Frankfurt 1997

Barlösius, Eva: Soziologie des Essens: Eine sozial- und kulturwissenschaftliche Einführung in die Ernährungsforschung. München 1999

Briesen, Detlef: Das gesunde Leben. Ernährung und Gesundheit seit dem 18. Jahrhundert. Frankfurt/Main 2010

Fichtner, Ulrich: Tellergericht. Die Deutschen und das Essen. München 2004

Hirschfelder, Gunther: Europäische Esskultur. Eine Geschichte der Ernährung von der Steinzeit bis heute. Frankfurt/Main 2001

Horbelt, Rainer / Spindler, Sonja: Die deutsche Küche im 20. Jahrhundet. Frankfurt/Main, 2000

Leitenberger, Bernd: Was ist drin? Die Tricks der Industrie bei der Lebensmittelkennzeichnung verstehen und durchschauen. Norderstedt 2009

Melzer, Jörg: Vollwerternährung. Diätetik, Naturheilkunde, Nationalsozialismus, sozialer Anspruch. Stuttgart 2003

Merta, Sabine: Schlank! Ein Körperkult der Moderne. Stuttgart 2008

Nawroth, Peter P.: Die Gesundheitsdiktatur: Weshalb uns Medizin und Industrie einen Lebensstil empfehlen, der nicht hält, was er verspricht. Kulmbach, 2016

Peter, Peter: Kulturgeschichte der deutschen Küche. München 2008

Pollmer, Udo / Niehaus, Monika: Food-Design. Panschen erlaubt. Wie unsere Nahrung ihre Unschuld verliert. Stuttgart 2007

Pollmer, Udo / Warmuth, Susanne: Lexikon der populären Ernährungsirrtümer. München 2009

Schwedt, Georg: Was ist wirklich drin? Produkte aus dem Supermarkt. Weinheim 2006

Suchanek, Norbert: Der Soja-Wahn. Wie eine Bohne ins Zwielicht gerät. München 2010

# Register

# Register

Nocebo-Effekt 137
Nordkarelien 82
Nyström, Fredrik 48ff.

## O

Obst 7, 24, 28, 39, 54ff., 62, 79, 93, 113ff., 120f., 127, 148, 155, 167, 172, 178, 183, 185, 187f., 196
Ökobilanz 81, 158
Olivenöl 13, 42, 51, 62, 75, 127
Omega-3-Fettsäuren 40, 44f., 47, 76
ORAC 185f.
Orthorexie 21
Osteoporose 181
Ötzi 139f.

## P

Paltrow, Gwyneth 164, 170
3 Pauly 131, 139
Perlmutter, David 92ff.
Placebo-Effekt 66, 194
Pollmer, Udo 50
Protein 99, 138, 145, 147, 158

## Q

Quinoa 169ff.

## R

Rabenhorst 131, 139
Reichsnährstand 33
Reichsvollkornbrotausschuss 31
Richter, Nico 97
Rohkost 28
Rousseau, Jean-Jacques 26
Rügenwalder Mühle 156ff.

## S

Säure-Basen-Haushalt 194, 196
Sauerteig 99, 109ff.
Schäkel, Knut 56f., 59, 63, 139, 190
Schlaganfall 13, 23, 25, 41, 45f., 54, 169
Schuhbeck, Alfons 129
Scolab 157
Skorbut 116ff., 120f., 147
Soja 25, 62, 70, 143ff., 158, 162
Spirulina 164
Spurlock, Morgan 47ff.
Steinzeit 24, 95ff., 100, 108, 141f., 149, 154
Stoff, Heiko 30
Stress 14, 16, 22, 52, 55, 165, 185, 187, 201
Suchanek, Norbert 145f.

Superfood 162ff., 167, 169ff., 173ff., 185, 187
Supersize me 7, 47f., 50

## T

Taubes, Gary 86
Teff 170f.
The Truth about Food 192
Transfett 75f., 81, 162

## U

Übergewicht 13, 17f., 67, 80, 83, 89, 91, 103, 150, 200
Unstatistik des Monats 51f.
Unverträglichkeit 22, 61f., 130, 132f., 143

## V

Vegan 8, 50, 69, 125, 130, 140, 144, 147, 151ff., 185, 188
Veganer Käse 130, 152
Vegetarismus 27
Verdickungsmittel 18, 85, 136, 156, 158, 160
Vitoria, Isidro 147
Vitamine 8, 11, 17, 30, 32, 71, 75, 81, 86, 115, 117f., 121, 123ff., 144, 148, 164, 165ff., 176, 178, 182, 184, 186, 202
Voegtlin, Walter L. 95
Voice of Young Science 191f.
Vollkorn 16, 29f., 71, 104f., 107ff., 111f.
Vollwertkost 29, 32

## W

Weißbrot 16, 29, 105, 108ff., 113, 137
Weißmehl 11, 28, 30, 54, 66, 86, 104, 109
Weizen 22, 87, 89ff., 95, 97f., 100f., 131ff., 148, 162
Weizenallergie 133
Weizengras 175, 187
Wheaty 161f.
WHO 33ff., 52
Wirtschaftswunder 32, 73
Wirz, Franz 30ff.
Women's Health Initiative 54
Wurst 21, 34ff., 55, 79, 135, 155ff.
Wuttke, Wolfgang 146
WWF 145

## X

Xanthan 136, 156

## Z

Zöliakie 93f., 131, 133f., 136f.